Karsten Hartmann

Endovenöse Verfahren

Endovenöse Verfahren
Minimalinvasive Therapie der Varikosis

Herausgegeben von
Karsten Hartmann

Unter Mitarbeit von
Jens Alm, Franz Xaver Breu, Uldis Maurins, Felizitas Pannier, Eberhard Rabe, Stefanie Reich-Schupke

Mit 143 Abbildungen, 20 Tabellen und 11 Videos

Zusätzlich online unter **www.schattauer.de/3087-Hartmann.html**:
Praxis- und OP-Videos zu den verschiedenen endovenösen Verfahren, Aufklärungsbögen

---

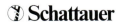

Bibliografische Information der Deutschen Nationalbibliothek
Die Deutsche Nationalbibliothek verzeichnet diese Publikation in der Deutschen Nationalbibliografie; detaillierte bibliografische Daten sind im Internet über http://dnb.d-nb.de abrufbar.

Besonderer Hinweis:
Die Medizin unterliegt einem fortwährenden Entwicklungsprozess, sodass alle Angaben, insbesondere zu diagnostischen und therapeutischen Verfahren, immer nur dem Wissensstand zum Zeitpunkt der Drucklegung des Buches entsprechen können. Hinsichtlich der angegebenen Empfehlungen zur Therapie und der Auswahl sowie Dosierung von Medikamenten wurde die größtmögliche Sorgfalt beachtet. Gleichwohl werden die Benutzer aufgefordert, die Beipackzettel und Fachinformationen der Hersteller zur Kontrolle heranzuziehen und im Zweifelsfall einen Spezialisten zu konsultieren. Fragliche Unstimmigkeiten sollten bitte im allgemeinen Interesse dem Verlag mitgeteilt werden. Der Benutzer selbst bleibt verantwortlich für jede diagnostische oder therapeutische Applikation, Medikation und Dosierung.
In diesem Buch sind eingetragene Warenzeichen (geschützte Warennamen) nicht besonders kenntlich gemacht. Es kann also aus dem Fehlen eines entsprechenden Hinweises nicht geschlossen werden, dass es sich um einen freien Warennamen handelt.
Das Werk mit allen seinen Teilen ist urheberrechtlich geschützt. Jede Verwertung außerhalb der Bestimmungen des Urheberrechtsgesetzes ist ohne schriftliche Zustimmung des Verlages unzulässig und strafbar. Kein Teil des Werkes darf in irgendeiner Form ohne schriftliche Genehmigung des Verlages reproduziert werden.

Durch Scannen der in den Text integrierten QR-Codes können erläuternde Filmsequenzen über Smartphone oder Tablet-PC direkt online abgerufen werden. Qualität und Ladedauer können je nach installiertem QR-Code-Reader bzw. der Qualität der Internetverbindung variieren.

© 2015 by Schattauer GmbH, Hölderlinstraße 3, 70174 Stuttgart, Germany
E-Mail: info@schattauer.de
Internet: www.schattauer.de
Printed in Germany

Lektorat: Sonja Steinert
Projektleitung: Dr. Sandra Schmidt
Umschlagabbildung: Dr. Karsten Hartmann
Satz: am-productions GmbH, Wiesloch
Druck und Einband: AZ Druck und Datentechnik GmbH, Kempten/Allgäu

Auch als E-Book erhältlich:
ISBN 978-3-7945-6921-2

ISBN 978-3-7945-3087-8

Dieses Buch widme ich meinem Vater, Michael Hartmann, der mir schon von klein auf die Begeisterung für die Phlebologie mitgegeben hat.

Dank gebührt noch meinen Praxiskollegen Iris Weingard und Martin Kiderlen, die Korrektur gelesen haben und mir mit Tipps und Ratschlägen zur Seite standen.

Karsten Hartmann

Geleitwort

Endoluminale Therapiemethoden der Varicosis haben nicht nur eine deutliche Erweiterung des therapeutischen Spektrums gebracht, sondern auch die wissenschaftliche Auseinandersetzung in der Phlebologie gefördert. Nach Jahren des Erkenntnisgewinns und der Vergleiche zwischen den einzelnen Methoden kristallisiert sich – wie so oft in der Medizin – ein Bild heraus, das einen differenzierten Einsatz der unterschiedlichen Methoden zur Therapie der Varicosis sinnvoll erscheinen lässt. Bei solch einem differenzierten Einsatz gibt es einen Gewinner: die Patienten.

Für viele potenzielle Anwender stellen sich Fragen zum Unterschied der einzelnen Techniken, ihrer Besonderheiten und Indikationen, aber auch ihrer Nebenwirkungen und Konstellationen, in denen man besser auf ein anderes Verfahren zurückgreifen sollte. All diese Fragen beantwortet dieses Buch.

Schon die gelungene Darstellung der venösen Anatomie als Grundlage jeder Diagnostik und therapeutischen Planung besticht durch ihre Klarheit in der Darstellung. Die Autoren schildern nicht nur die zu behandelnden Diagnosen, sondern erläutern auch die Anforderung des Erkennens weiterer Diagnosen, die anderer Therapiemodalitäten bedürfen. Hier gilt: man muss nicht alles behandeln können, aber man muss dies Krankheitsbilder erkennen, um im eigenen Bereich keine Fehlindikationen zu stellen.

Das Spektrum der mit den hier geschilderten Methoden therapierten Entitäten ist enorm und sicher eine Darstellung aus dem Blickwinkel hochkompetenter Anwender, deren Ergebnisse in der Praxis nicht überall reproduzierbar sein werden. Aber es zeigt das Machbare, so dass manches auch zu Diskussionen reizen mag. Auch der Schaum wird in ebenso umfassender Form gewürdigt. Technik,

Dosis, Tricks – alles wird genannt. Begleit- und Folgemedikationen werden aufgeführt.

Die praktischen Anleitungen sind minutiös ausgearbeitet und hervorragend bebildert, so dass der Eindruck entsteht, mit dieser Vorlage kann man sofort beginnen und kein Fehler ist mehr möglich.

Eine ungeheure Akribie zeichnet die Darstellung der Anwendung der einzelnen Methoden aus. Doch cave! Niemand sollte zu einem Verzicht auf eine gründliche praktische Anleitung durch erfahrene Anwender verleitet werden.

Wirkung und Nebenwirkungen der verschiedenen Methoden werden klar geschildert. Das Buch ist didaktisch gut aufgebaut. Die Autoren sind hier up to date und geben Links zu Videos, in denen das geschriebene Wort visuell vertieft werden kann.

Ein wertvoller Anhang macht das Buch für die Praxis noch hilfreicher. Aufklärungsbögen und Protokolle zu den verschiedenen Verfahren sind kopier- und aufhängbar für die tägliche Präsenz im Eingriffsraum. Selbst die Abrechnungsverfahren werden erläutert.

Dieses Buch: ein Muss für jeden, der in diese Therapieformen einsteigen will, erquicklich für den Kenner der Materie.

Dr. med. Ingo Flessenkämper,
Gefäßchirurg, Phlebologe
Chefarzt Klinik für Phlebologie, HELIOS Klinikum
Emil von Behring, Berlin
Vorstandsmitglied der Deutschen Gesellschaft für Phlebologie

Prof. Dr. med. Markus Stücker,
Dermatologe, Phlebologe
Direktor Klinik für Dermatologie, Venerologie und Allergologie,
Ruhr-Universität Bochum
Venenzentrum der Dermatologischen und
Gefäßchirurgischen Kliniken
Präsident der Deutschen Gesellschaft für Phlebologie

Vorwort

Liebe Kolleginnen und Kollegen,

in den letzten 20 Jahren hat sich die Phlebologie stark gewandelt. Zuerst kam es zu einer Innovation in der Sklerotherapie mit Einführung des Sklerosierungsschaumes. Es folgten die endovenösen thermischen Verfahren. Varizen können heute endovenös, für den Patienten sehr schonend, mit Sklerosierungsmitteln, mit thermischer Energie und neuerdings auch mit Klebstoffen verschlossen werden.

Zu Beginn wurden diese Neuerungen kritisch betrachtet. In der Zwischenzeit haben sie aber – nicht zuletzt weil ihre Ergebnisse wissenschaftlich aufgearbeitet wurden –ihren Platz in der Therapie der Varikose gefunden.

Sie werden immer häufiger eingesetzt und ermöglichen dem behandelnden Arzt ein breites und bisher nie dagewesenes Portfolio zur Varizentherapie. Der Therapieplan kann individuell auf den Patienten abgestimmt werden. Dabei können endoluminale Verfahren allein oder auch in Kombination mit einer operativen Maßnahme zum Einsatz kommen.

Das vorliegende Buch vermittelt kompakt und praxisbezogen die notwendigen Grundlagen und Expertenwissen zu den derzeit zur Verfügung stehenden endovenösen Verfahren in der Phlebologie. Es soll dem Anfänger den Einstieg in die neuen Methoden vereinfachen und dem Fortgeschrittenen die Möglichkeit geben, weitere Behandlungsoptionen kennen zu lernen.

Die Phlebologie wird immer spannender und variantenreicher. Wir wünschen Ihnen viel Spaß beim Lesen und viel Erfolg in der Behandlung Ihrer Patienten.

Es sei noch angemerkt, dass in diesem Buch auf die doppelte Geschlechterbezeichnung verzichtet wurde; wenn also von „dem Arzt" oder „dem Operateur" gesprochen wird, dann sind sowohl die weiblichen als auch die männlichen Kollegen gleichermaßen gemeint. Wir hoffen auf ihr Verständnis.

Im Juni 2015

Karsten Hartmann
Jens Alm, Franz Xaver Breu, Uldis Maurins, Felizitas Pannier,
Eberhard Rabe, Stefanie Reich-Schupke

Anschrift des Herausgebers

Dr. med. Karsten Hartmann
Venenzentrum Freiburg
Zähringer Str. 14
79108 Freiburg
E-Mail: info@venenzentrum-freiburg.de

Anschriften der Autoren

Dr. med. Jens Alm
Gefäßabteilung am Dermatologikum Hamburg
Stephansplatz 5
20354 Hamburg
E-Mail: alm@dermatologikum.de

Dr. med. Franz Xaver Breu
Praxis für Gefäßmedizin am Tegernsee
Tegernseerstr. 101
83700 Rottach-Egern
E-Mail: f.x.breu@t-online.de

Dr. med. Uldis Maurins MD, PhD
Dr Maurins Vein Clinic
Kokneses prospekts 18A
LV-1014, Riga, Lettland
E-Mail: uldis.maurins@venucentrs.lv

PD Dr. med. Felizitas Pannier
Klinik und Poliklinik für Dermatologie und Venerologie,
Universitätsklinikum Köln (AöR)
Kerpener Str. 62
50937 Köln
Praxis für Dermatologie und Phlebologie
Helmholtzstr. 4–6
53123 Bonn
E-Mail: info@dr-pannier.de

Prof. Dr. med. Eberhard Rabe
Klinik und Poliklinik für Dermatologie
Sigmund Freud Str. 25
53105 Bonn
E-Mail: eberhard.rabe@ukb.uni-bonn.de

PD Dr. med. Stefanie Reich-Schupke
Artemed Fachklinik Prof. Dr. Dr. Salfeld GmbH & Co. KG
Portastraße 33–35
32545 Bad Oeynhausen
E-Mail: Stefanie.Reich-Schupke@ruhr-uni-bochum.de

Inhalt

1	**Anatomie**	1
1.1	**Anatomie des Venensystems der Beine**	1
1.1.1	Teilung in oberflächliches und tiefes Beinvenensystem	1
1.1.2	Die Nomenklatur des Beinvenensystems	3
1.1.3	Die inguinalen und poplitealen Crossenregionen	6
1.1.4	Die Saphenavenen	11
1.1.5	Wichtige Seitenastvarizen	17
1.1.6	Perforansvenen	20
1.1.7	Refluxquellen	22
1.1.8	Pelvines Beckenvenensyndrom	22
1.1.9	Rezidivvarikose	23
1.1.10	Wichtige Abgrenzungen	24
1.1.11	Die CEAP-Klassifikation	28
1.2	**Anatomie der Nerven am Bein**	30
1.2.1	Wichtige Nerven bei Eingriffen an der Vena saphena magna	31
1.2.2	Wichtige Nerven bei Eingriffen an der Vena saphena parva	32
2	**Endovenöse Katheterverfahren – Allgemeines und Vorbereitung**	37
2.1	**Vor- und Nachteile der endovenösen Verfahren**	39
2.2	**Therapieziele der endovenösen Technik**	40
2.3	**Indikationen und Kontraindikationen**	41
2.4	**Voraussetzungen zur Durchführung endovenöser Verfahren**	42
2.5	**Aufklärung des Patienten**	42
2.6	**Ultraschalldiagnostik**	43

2.7	**Seldinger-Technik**	45
2.7.1	Mögliche Probleme bei der Seldinger-Technik	52
2.8	**Durchführung der endovenösen Verfahren**	52
2.9	**Anästhesie**	52
2.10	**Qualitätsmanagement**	57
2.11	**Hygienerichtlinien für die Durchführung endovenöser Techniken**	58
2.12	**Kosten**	61
2.12.1	Kostenerstattung durch gesetzliche Krankenkassen in Deutschland	62
2.12.2	Abrechnung mit privaten Krankenkassen	62
3	**Endovenöse thermische Katheterverfahren**	**69**
3.1	**Endovenöse Radiofrequenzablation**	71
3.1.1	Venefit© (VNUS) Closure Fast™	71
3.1.2	RFITT© (radiofrequenzinduzierte Thermotherapie)	86
3.2	**Endovenöse Laserablation (EVLA)**	93
3.2.1	Leitfaden für die Behandlung	96
3.2.2	Problembehandlung	105
3.3	**Heißdampf (Steam Vein Sclerosis)**	106
3.3.1	Leitfaden für die Behandlung	108
3.3.2	Problembehandlung	114
3.4	**Allgemeine Empfehlungen für die Behandlung mit thermischen Kathetern**	116
4	**Endovenöse nicht-thermische Katheterverfahren**	**121**
4.1	**Mechano-chemische Ablation**	122
4.1.1	Leitfaden für die Behandlung	124
4.1.2	Problembehandlung	135
4.1.3	Kathetergestützte Schaumsklerotherapie	136

4.2	**Venenkleber VenaSeal©**	136
4.2.1	Leitfaden für die Behandlung.	141
4.2.2	Problembehandlung.	154

5	**Endovenöse Katheterverfahren – Postinterventionell**	157
5.1	**Anschlussbehandlung**	157
5.2	**Kompressionstherapie**	159
5.3	**Antikoagulation**	160
5.3.1	Thromboseprophylaxe nach Operationen	160
5.4	**Postoperative Kontrollen**	163
5.5	**Komplikationen**	163

6	**Schaumsklerosierung**	171
6.1	**Sklerosierungsschaum**	173
6.1.1	Physiologische Gase zur Schaumherstellung	178
6.2	**Indikationen**	180
6.3	**Leitfaden für die Behandlung**	183
6.3.1	Generelle Durchführung	183
6.3.2	Spezielle Durchführung	185
6.4	**Postsklerotherapeutische Kompression**	195
6.5	**Kontraindikationen und unerwünschte Wirkungen**	196

Anhang	205
Aufklärungsbögen	207
Protokolle zu den endovenösen Verfahren	208
Venefit© (VNUS) Closure FAST™	209

Laser (1470/1550 nm) 211

RFITT© (radiofrequenzinduzierte Thermotherapie).................. 213

Heißdampf (SVS).. 215

ClariVein© Katheterverödung.................................... 217

VenaSeal© Venenkleber 219

Stellungnahme... 221

1 Anatomie

Stefanie Reich-Schupke

1.1 Anatomie des Venensystems der Beine

Über die Anatomie und Pathophysiologie des physiologischen wie pathologisch veränderten Bein- und Beckenvenensystems lassen sich allein ganze Lehrbücher verfassen. Das vorliegende Kapitel soll lediglich eine Orientierungshilfe sein und die für die endoluminale Therapie wichtigsten Aspekte der Anatomie zusammenfassen. Für weiterführende Aspekte verweisen wir auf die Referenzen am Ende des Kapitels.

1.1.1 Teilung in oberflächliches und tiefes Beinvenensystem

Das Venensystem der Beine besteht aus einem oberflächlichen und einem tiefen Kompartiment (▶ Abb. 1-1). Getrennt werden diese beiden Systeme durch eine kräftige Muskelfaszie, die auch sonografisch deutlich erkennbar ist. Die unterhalb der Muskelfaszie liegenden Venen werden dem tiefen Venensystem, die darüber liegenden dem oberflächlichen Venensystem zugeordnet. Verbunden sind diese beiden Systeme zum einen in den sogenannten Crossenabschnitten inguinal und popliteal, zum anderen durch die Faszie durchquerende Perforansvenen (Hach et al. 2007).

Die Trennung in oberflächlichen und tiefen Anteil des Venensystems setzt sich bis in den Fuß fort. Der dorsale Venenbogen sowie die medialen und lateralen Marginalvenen liegen unterhalb der oberflächlichen Faszie und bilden die anatomischen Ursprünge der Vena saphena magna (VSM) und der Vena saphena parva (VSP). Seitenäste des Fußrückens vereinen sich zu subkutanen, epifaszialen

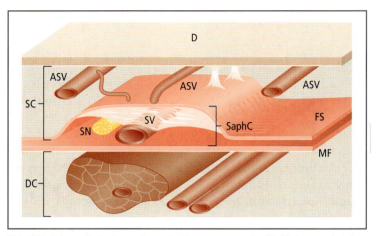

Abb. 1-1 Schematische Darstellung der Trennung von oberflächlichem und tiefem Venensystem. SC = superfizielles Kompartiment; DC = tiefes Kompartiment; FS = Fasciae saphena; MF = Muskelfaszie; SN = N. saphenus; SV = V. saphena; ASV = akzessorische Saphenavenen, D = Dermis

Seitenästen am Unterschenkel. In der medialen und lateralen Retromalleolarregion finden sich ebenfalls Seitenastvarizen der VSM und VSP (Hach et al. 2007).

> **Bedeutung der Faszienloge für die endoluminale Therapie**
>
> Die Faszienloge bietet für die endoluminale Therapie, welche v. a. bei den hitzebasierten Verfahren auf eine Tumeszenz angewiesen ist, eine optimale Voraussetzung. Die Tumeszenzlösung lässt sich sonografisch gesteuert in die Saphenaloge hinein injizieren und bietet so zum einen die Option, das zu behandelnde Gefäß bereits prätherapeutisch in seinem Durchmesser zu reduzieren, und zum anderen, umgebende Strukturen vor der Hitze zu schützen.

1.1.2 Die Nomenklatur des Beinvenensystems

Die Nomenklatur des Beinvenensystems wurde international bis vor einigen Jahren sehr heterogen gehandhabt und hat immer wieder zu zahlreichen, auch therapeutisch relevanten Missverständnissen geführt (Eklöf et al. 2009). In einer Folge mehrerer Konsensusdokumente der internationalen Gesellschaft für Venenheilkunde (UIP) verständigte man sich auf eine überarbeitete, einheitliche Nomenklatur der oberflächlichen und tiefen Beinvenen (▶ Tab. 1-1 und Tab. 1-2). International werden v. a. die englischen Namen verwendet; weniger gebräuchlich sind Eigennamen und die lateinischen Namen (Caggiati et al. 2002; Caggiati et al. 2005; Reich-Schupke u. Stücker 2011).

Tab. 1-1 Nomenklatur des tiefen Beinvenensystems

Anatomische Bezeichnung	Internationale Bezeichnung
V. femoralis communis	common femoral vein
V. femoralis	femoral vein
V. femoralis profunda	deep femoral vein
Vv. communicantes femoris	deep femoral communicating veins (accompanying veins of perforating arteries)
V. circumflexa femoris medialis	medial circumflex femoral vein
V. circumflexa femoris lateralis	lateral circumflex femoral vein
V. pudenda externa profunda	deep external pudendal vein
V. ischiadica	sciatic vein
V. poplitea	popliteal vein
Plexus venosus genicularis	genicular venous plexus
Vv. surales • Soleusvenen • Gastrocnemiusvenen (medial/lateral/intergemellar)	sural veins • soleal veins • gastrocnemius veins (medial/lateral/intergemellar)

Tab. 1-1 *Fortsetzung*

Anatomische Bezeichnung	Internationale Bezeichnung
Vv. tibiales anterior	anterior tibial veins
Vv. tibiales posterior	posterior tibial veins
Vv. fibulares	fibular or peroneal veins
V. plantaris medialis	medial plantar vein
V. plantaris lateralis	lateral plantar vein
Arcus plantaris profundus	deep plantar venous arch
V. metatarsalis profunda (plantaris/dorsalis)	deep metatarsal vein (plantar/dorsal)
V. digitalis profunda (plantaris/dorsalis)	deep digital vein (plantar/dorsal)
V. pedalis	pedal vein

Tab. 1-2 Nomenklatur des oberflächlichen Beinvenensystems

Anatomische Bezeichnung	Internationale Bezeichnung
V. saphena magna	great saphenous vein
saphenofemorale Junktion	saphena-femoral junction
Valvula terminalis	terminal valve
Valvula praeterminalis	preterminal valve
V. pudenda externa	external pudendal vein
V. circumflexa iliaca superficialis	superficial circumflex iliac vein
V. epigastrica superficialis	superficial epigastric vein
V. dorsalis clitoris/penis superficialis	superficial dorsal vein of clitoris or penis
V. labialis anterior	anterior labial vein
V. scrotalis anterior	anterior scrotal vein

Tab. 1-2 *Fortsetzung*

Anatomische Bezeichnung	Internationale Bezeichnung
V. saphena accessoria anterior	anterior accessory of the great saphenous vein
V. saphena accessoria posterior	posterior accessory of the great saphenous vein
V. saphena accessoria superficialis	superficial accessory of the great saphenous vein
V. saphena parva	small saphenous vein
saphenopopliteale Junktion	sapheno-popliteal junction
Valvula terminalis	terminal valve
Valvula praeterminalis	preterminal valve
Extensio cranialis venae saphenae parvae	cranial extension of the small saphenous vein
V. saphena accessoria superficialis	superficial accessory of the small saphenous vein
V. circumflexa femoris anterior	anterior thigh circumflex vein
V. circumflexa femoris posterior	posterior thigh circumflex vein
V. intersaphena	intersaphenous vein
Plexus venosus dorsalis plantaris	dorsal venous network of the foot
Arcus venosus dorsalis plantaris	dorsal venous arch of the foot
V. metatarsalis superficialis (plantaris/dorsalis)	superficial metatarsal vein (dorsal/plantar)
Plexus plantaris subcutaneus	plantar venous subcutaneous network
V. superficialis digitalis (plantaris/dorsalis)	superficial digital vein (plantar/dorsal)
V. marginalis lateralis	lateral marginal vein
V. marginalis medialis	medial marginal vein

1.1.3 Die inguinalen und poplitealen Crossenregionen

Besondere Bedeutung in der Diagnostik und Therapie eines Venenleidens kommt der inguinalen und poplitealen Crossenregion zu.

> **CAVE**
> Die Crosse ist mehr als die saphenofemorale bzw. saphenopopliteale Junktion!

Inguinale Crosse

Inguinal findet sich der Zusammenfluss von V. saphena magna und V. femoralis communis, die sogenannte saphenofemorale Junktion (SFJ) (▶ Abb. 1-2 bis 1-5). Der Begriff der Crosse umfasst hier jedoch

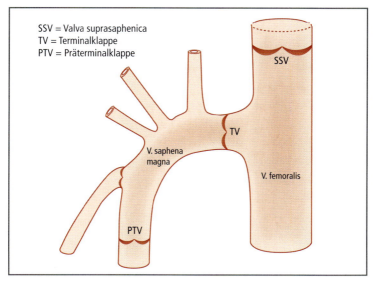

Abb. 1-2 Schematische Darstellung der saphenofemoralen Junktion (nach Caggiati 2002)

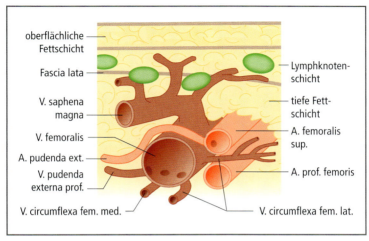

Abb. 1-3 Mündungsbereich der V. pudenda externa profunda in der Crosse (nach Altenkämper et al. 2001)

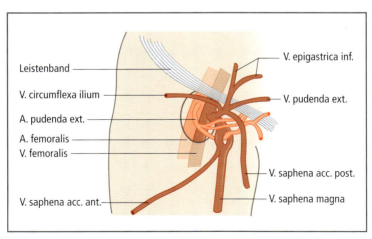

Abb. 1-4 Verlaufsvariante der A. pudenda externa im Crossenbereich (nach Altenkämper et al. 2001)

8 1 Anatomie

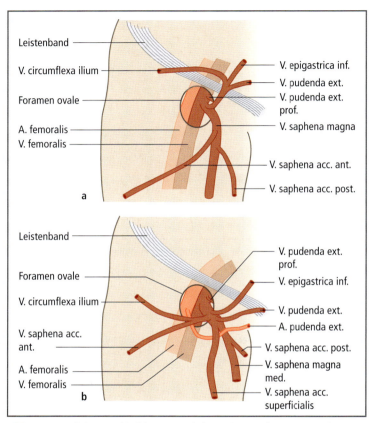

Abb. 1-5 Es existieren zahlreiche anatomische Varianten der Crossenregion. Hier exemplarisch zwei Beispiele (nach Altenkämper et al. 2001)

mehr als die unmittelbare Junktion dieser beiden Gefäße. Die Crosse ist begrenzt durch die terminale und die präterminale Klappe, die meist ca. 3–5 cm auseinander liegen. Dazwischen finden sich Zuflüsse von weiteren Venen in die V. femoralis bzw. in die V. saphena magna. Wichtig zu nennen sind hier die V. epigastrica superficialis, die V. pudenda externa und die V. circumflexa superficialis. Außerdem geht vor der präterminalen Klappe noch die V. saphena accessoria anterior ab (Hach et al. 2007).

Es ist essenziell für weitere diagnostische und therapeutische Entscheidungen bei einem Venenleiden, die Quelle eines Refluxes in der Crossenregion differenziert zu beurteilen, da andernfalls ein rasches Rezidiv droht. Verschiedene Typen der inguinalen Crosseninsuffizienz sind dabei zu unterscheiden (▶ Tab. 1-3).

Popliteale Crosse

Die popliteale Crosse weist eine erheblich größere Heterogenität auf als die inguinale Crossenregion. Erwartet wird in der Poplitealregion die Junktion von V. poplitea und V. saphena parva. Letztlich kann der Bereich der Mündung der V. saphena parva aber sehr variieren (+/−5 cm um die Kniegelenksfalte). Es kann ein unmittelbarer

Tab. 1-3 Insuffizienztypen der saphenofemoralen Junktion (nach Stücker et al. 2013)

	Terminalklappe	Präterminalklappe	
Typ 1	inkompetent	kompetent	Reflux aus der V. femoralis communis, VSM Hach I mit Refluxfortleitung über VSAA
Typ 2	kompetent	inkompetent	Reflux über Crossenseitenäste in die VSM, kein Reflux aus der V. femoralis communis
Typ 3	inkompetent	inkompetent	Reflux aus der V. femoralis communis in die VSM Hach II–IV, sog. komplette Insuffizienz

VSM = Vena saphena magna; VSAA = Vena saphena accessoria anterior; Hach I–IV = Hach-Stadien (vgl. Abb. 1-8 u. 1-9)

Zufluss der V. saphena parva in die V. poplitea erfolgen, es kann aber auch einen indirekten Zusammenfluss über eine Kniekehlenperforans oder über eine kraniale Extension geben (▶ Tab. 1-4 und Tab. 1-5) (Hach et al. 2007; Cavezzi et al. 2007). Entsprechend anspruchsvoller im Vergleich zur inguinalen Crosse ist somit die Diagnostik und Therapie der poplitealen Crossenregion. Es sollte angesichts der oftmals komplizierten anatomischen Verhältnisse immer eine unmittelbar prätherapeutische Sonografie durch den Behandler selbst erfolgen.

Insgesamt sind somit drei Mündungstypen der VSP zu unterscheiden (▶ Tab. 1-4).

Der terminale Abschnitt der VSP enthält zwei Klappen:
- die terminale Klappe in unmittelbarer Nähe der V. poplitea sowie
- die präterminale Klappe distal des Abgangs der Giacomini-Vene oder der kranialen Extension

In die popliteale Crosse können auch Gastrocnemiusvenen einmünden. Es kommen Zusammenflüsse in die V. poplitea, die proximale VSP oder direkt in die saphenopopliteale Junktion vor (Hach et al. 2007; Cavezzi et al. 2007). Tabelle 1-5 zeigt eine Aufstellung der Variationen der VSP.

Tab. 1-4 Mündungstypen der V. saphena parva (VSP) (nach Cavezzi et al. 2007)

	Mündung der VSP
Typ 1	Die VSP mündet in die V. poplitea über ihre kraniale Extension weiter proximal in die tiefe Vene oder als Giacomini-Vene in die VSM.
Typ 2	Die VSP setzt sich als kraniale Extension oder als Giacomini-Vene fort, ist aber mit der V. poplitea über winzige Anastomosen verbunden.
Typ 3	Es gibt keine Verbindung zwischen der VSP und der V. poplitea. Die VSP verläuft proximal als kraniale Extension oder als Giacomini-Vene.

> Die Diagnose dieser Anomalien ist am einfachsten in der Duplexsonografie zu stellen. In der Phlebografie können sie leicht übersehen werden.

1.1.4 Die Saphenavenen

Die Saphenavenen – sowohl die V. saphena magna (VSM) als auch die V. saphena parva (VSP) – sind dadurch gekennzeichnet, dass sie in einer Faszienloge zwischen der bereits erwähnten Muskelfaszie, welche oberflächliches und tiefes Venensystem voneinander trennt, und der Fascia saphena verlaufen. Es ergibt sich in der Sonografie eine Doppelkontur, welche als „Saphenaauge" oder nach Bailly (1993) als „ägyptisches Auge" bezeichnet wird (▶ Abb. 1-6 a und b).

Tab. 1-5 Variationen der VSP (nach Hach et al. 2007)

	Häufigkeit	Einmündung der VSP in …
Low Termination	9,7 %	… eine der drei tiefen Unterschenkelvenen, meist die V. fibularis
Distale Mündungsanomalie	14 %	… die V. poplitea in Höhe oder unterhalb des Kniegelenkspaltes
Proximale Mündungsanomalie	7,4 %	… die V. femoralis superficialis
Direkte Verbindung zur V. iliaca interna	17,4 %	… die V. femoropoplitea, darüber dann Zufluss in die Vv. gluteae und das Stromgebiet der V. iliaca interna
Atypische Einmündung in die V. profunda femoris	16,6 %	… die V. profunda femoris
Hach-VSM-Verbindung	bis 12 %	… die V. femoropoplitea, dann weiter in die V. saphena accessoria posterior und in die VSM

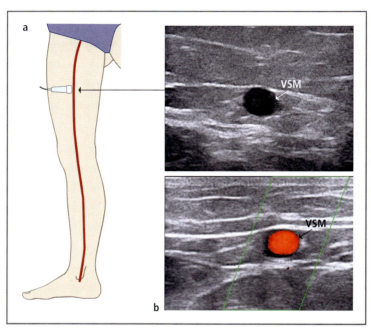

Abb. 1-6 Identifikation der V. saphena magna (GSV) in ihrem Kompartiment. **a** Verlauf an medialem Ober- und Unterschenkel. **b** Sonografisch im Querschnitt, Verlauf in der Faszienloge (oben) und dargestellt als ägyptisches Auge bei VSM-Insuffizienz (unten) (mod. nach Cavezzi et al. 2007).

Venen, die superfiziell und außerhalb dieser Faszienloge verlaufen, sind keine Saphenavenen, sondern definitionsgemäß Seitenäste (Hach et al. 2007; Reich-Schupke u. Stücker 2011). Manchmal kann in der Duplexsonografie der Eindruck entstehen, es läge eine Dopplung der Saphenavene vor, da sich innerhalb der Loge zwei Gefäße detektieren lassen. Meist handelt es sich aber nur um kurzzeitig parallel mit der VSM oder VSP verlaufende Seitenastvarizen, die dann rasch die Faszienloge verlassen.

Die Vena saphena magna (VSM)

Die VSM beginnt in der Leistenregion, läuft den medialen Oberschenkel und das Knie entlang und zieht dann am Unterschenkel nach medioventral. Schließlich endet sie im medialen Schenkel des Venenbogens am Fußrücken, der V. marginalis tibialis. Ausläufer der V. saphena magna ist eine manchmal sehr prominent erscheinende Fußrückenvene. Die Faszienloge ist am Oberschenkel besser definiert als am Unterschenkel und wird dabei von proximal nach distal immer schmaler (Hach et al. 2007).

> Die Konfiguration des Faszienkompartiments (proximal breit, distal schmal) der VSM bedingt, dass die VSM in den distalen Anteilen seltener Insuffizienzen aufweist.

Im Kniebereich kann es mitunter schwierig sein, die VSM und ihre Faszie in der Duplexsonografie zu identifizieren. Nicht selten kommt es in dieser Region zu einer Verwechslung der VSM mit einer der hier zahlreich verlaufenden Perforans- oder Seitenastvenen. Hingegen kann die VSM noch weiter distal, in der Mitte des Unterschenkels, eigentlich immer detektiert werden.

Sowohl im Ober- als auch im Unterschenkelverlauf wird die VSM von zahlreichen, teils auch sehr prominenten Seitenastvarizen über variable Strecken begleitet (s. Abschnitt 1.1.5). Meist lassen sich die anatomischen Gegebenheiten einem der folgenden drei Muster zuordnen (▶ Abb. 1-7) (Cavezzi et al. 2007):

Typ I: Der VSM-Stamm verläuft ohne große Seitenäste mit normalem Durchmesser über die gesamte Länge des Faszienkompartiments, es gibt keine großen parallelen Seitenäste.

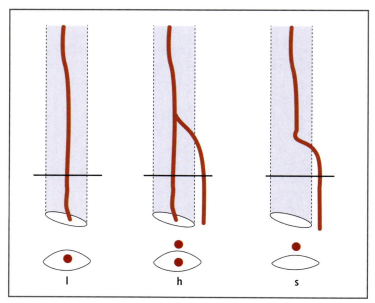

Abb. 1-7 Schematische Darstellung der Verlaufsmuster von prominenten Seitenastvarizen der V. saphena magna als l-, h- oder s-Typ (nach Cavezzi et al. 2007)

Typ h: Der VSM-Stamm verläuft über die gesamte Länge des Faszienkompartiments. Ein subkutaner Ast, der durchaus auch größer sein kann als die VSM, durchdringt die Fascia saphena auf variabler Höhe und mündet in die VSM.

Typ s: Ein subkutaner Seitenast steigt auf, durchdringt die Fascia saphena und setzt sich als VSM im eigenen Kompartiment fort, während distal dieses Punktes die VSM im Ultraschall nicht mehr oder kaum detektierbar ist (aplastisch/hypoplastisch).

Die Vena saphena parva (VSP)

Die VSP beginnt hinter dem lateralen Außenknöchel als Fortsetzung der lateralen marginalen Fußrückenvene (V. marginalis fibularis). Ihr weiterer Verlauf führt sie mittig an der Rückseite der Wade zwischen den Bäuchen des M. gastrocnemius hindurch nach proximal. Meist mündet sie ca. 5–7 cm oberhalb des Kniegelenkspaltes mit einer Biegung von dorsolateral in die V. poplitea ein. Insgesamt sind jedoch sowohl ihr Verlauf als auch ihre Mündung wesentlich variabler als die der VSM.

Wie die VSM liegt auch die VSP in einem Faszienkompartiment, welches im distalen Anteil ebenfalls ein „Auge" bildet und im proximalen Anteil typischerweise eine dreieckige Konfiguration aufweist. Partiell verläuft die VSP im proximalen Teil im subfaszialen Raum. Die VSP kann mitunter zwei bis drei Venenstämme aufweisen, die sich über eine variable Strecke innerhalb des Kompartiments ziehen.

Nicht selten findet sich eine kraniale Extension der VSP, die als V. femoropoplitea bezeichnet wird. Diese verläuft zwischen dem M. biceps femoris und dem M. semimembranosus und endet in einer oftmals recht oberflächlich verlaufenden Vene oder einer Perforansvene am dorsalen Oberschenkel oder in der Glutealregion – nicht jedoch in der VSM! Die kraniale Extension der VSP, die in die VSM einmündet, bezeichnet man als Giacomini-Vene oder V. circumflexa femoris posterior (Hach et al. 2007; Cavezzi et al. 2007).

Die Hach-Klassifikation

Die Insuffizienz der Saphenavenen wird entsprechend der Hach-Klassifikation in vier bzw. drei Schweregrade unterteilt (▶ Abb. 1-8 und 1-9) (Hach et al. 2007). Die Stadieneinteilung erfolgt

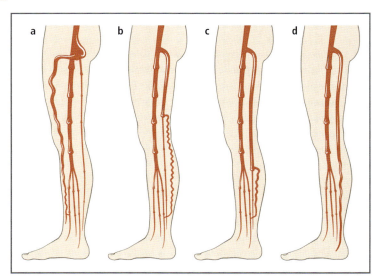

Abb. 1-8 Schematische Darstellung der Hach-Stadien I–IV der V. saphena magna. Die Nomenklatur erfolgt entsprechend dem distalen Insuffizienzpunkt (DIP). **a** I = anormaler Mündungstrichter in der Leiste, meist mit insuffizienter V. saphena acc. anterior. **b** II = DIP am Oberschenkel. **c** III = DIP am Unterschenkel. **d** IV = DIP am Fuß (Hach et al. 2007)

ausgehend von der Crosseninsuffizienz als proximalem Insuffizienzpunkt zum distalen Insuffizienzpunkt.

Eine Insuffizienz einer Saphenavene ohne Reflux in der Crosse bzw. mit dem proximalen Insuffizienzpunkt außerhalb der saphenofemoralen Junktion wird als „inkomplette Stammvarikose" bezeichnet. Es werden dabei Seitenast- und Perforanstypen unterschieden.

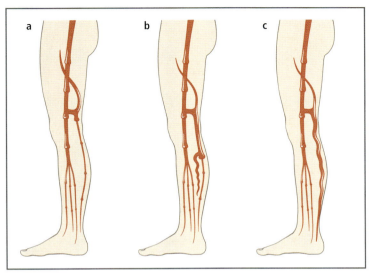

Abb. 1-9 Schematische Darstellung der Hach-Stadien I–III der Stammvarikose der V. saphena parva. Die Nomenklatur erfolgt entsprechend dem distalen Insuffizienzpunkt (DIP). **a** I = anormaler Mündungstrichter, meist mit Degeneration der V. femoropoplitea. **b** II = DIP an der Wade. **c** III = DIP am Fuß (Hach et al. 2007)

1.1.5 Wichtige Seitenastvarizen

Neben den Saphenavenen finden sich an den Beinen zahlreiche Seitenäste, die teilweise mit eigenen Namen belegt sind (Hach et al. 2007; Reich-Schupke u. Stücker 2011). Besondere Bedeutung erlangen die folgenden Seitenäste, wenn sie pathologische Reflux aufweisen (▶ Abb. 1-10 a–c).

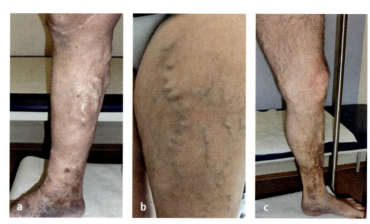

Abb. 1-10 Klinische Beispiele. **a** Konvolutartige vordere Bogenvene des Unterschenkels bei Vena saphena magna Hach III. **b** V. saphena magna Hach I und V. saphena accessoria anterior. **c** V. saphena magna Hach II und großlumiger, parallel zur VSM verlaufender Seitenast

Vena saphena accessoria anterior (VSAA)

Die VSAA mündet in der inguinalen Crossenregion in die VSM. Auch sie liegt anfangs im Saphenakompartiment und ist dort proximal als „zweites Auge" sichtbar (▶ Abb. 1-11 a und b). Die VSAA liegt dabei anteriorer und lateraler als die VSM und auf einer Höhe mit den tiefen Gefäßen (V. femoralis und A. femoralis). In den distaleren Abschnitten hat die VSAA oftmals ihr eigenes „Auge". Der Verlauf der VSAA und der VSM kann im Oberschenkelbereich oftmals parallel zueinander sein.

Vena saphena accessoria posterior (VSAP)

Die VSAP bezeichnet eine ebenfalls parallel, jedoch posteriorer zur VSM verlaufende Vene. Sie ist deutlich dünnlumiger, seltener als die

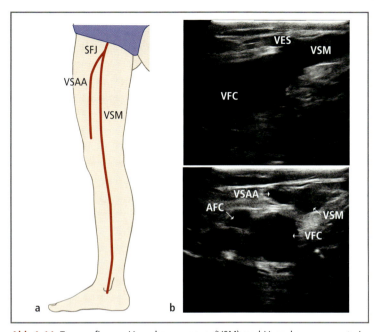

Abb. 1-11 Topografie von V. saphena magna (VSM) und V. saphena acc. anterior (VSAA). **a** Die VSAA liegt lateral der V. saphena magna; beide Venen enden in einem gemeinsamen Stamm, der saphenofemoralen Mündung (SFJ). **b** Bild der saphenofemoralen Mündung (SFJ) im Längsschnitt (oben) und 2 cm weiter distal im Querschnitt (unten). VFC = V. femoralis communis, VES = V. epigastrica superficialis, AFC = A. femoralis communis. Im weiteren Verlauf liegt die VSAA oberhalb und in einer Linie mit den tiefen Femoralgefäßen (V. femoralis, A. femoralis superficialis und pofunda) oder lateral davon, während die VSM weiter medial der Femoralgefäße liegt (mod. nach Cavezzi 2007).

VSAA detektierbar und klinisch relevant. Ihre Verbindung zur VSM ist nicht konstant. Meist kommt sie im Rahmen einer inkompletten Stammvarikose der VSM vom dorsalen Typ (über V. femoropoplitea) vor.

Vordere Bogenvene (Vena arcuata cruris anterior)

Die vordere Bogenvene wird von der VSM eine Handbreit unter dem Kniegelenkspalt abgegeben. Sie zieht lateral, parallel zur Schienbeinkante nach distal. Es besteht keine unmittelbare Beziehung zum tiefen Venensystem, sodass die hämodynamische Bedeutung gering ist.

Hintere Bogenvene (Vena arcuata cruris posterior)

Die hintere Bogenvene hat eine hohe praktische Bedeutung. Sie weist variköse Veränderungen auf bei primärer Varikose, beim postthrombotischen Syndrom (PTS) oder anderen Krankheiten des tiefen Venensystems. Sie stellt eine Verbindung zwischen den drei Cockett-Perforansvenen in der imaginären Mitte zwischen der dorsalen Schienbeinkante und der Achillessehne dar (sog. Linton-Linie). Die Verbindung zur VSM findet sich distal des Knies.

Vena fossa popliteae (VFP)

Die VFP verläuft subkutan an der Rückseite der Wade und der Kniekehle, vielfach parallel zur VSP. Meist mündet sie getrennt und lateral von der VSP in die V. poplitea.

1.1.6 Perforansvenen

Die oben bereits erwähnten Perforansvenen, die neben den Crossenregionen eine weitere Verbindung zwischen dem oberflächlichen und dem tiefen Venensystem darstellen, finden sich im gesamten Verlauf des Beines. Bisher sind etwa 40 ortskonstante Perforansvenen beschrieben worden, die Gesamtzahl der Perforansvenen pro Bein wird jedoch auf ca. 150 geschätzt. Die wichtigsten Perforansvenen, die auch klinisch von besonderer Bedeutung sind, waren in der Vergangenheit mit Eigennamen belegt. Entsprechend der neuen Nomenklatur werden sie in Gruppen zusammengefasst und nun nach ihrer Topografie benannt (▶ Abb. 1-12) (Hach et al. 2007; Reich-Schupke u. Stücker 2011; Caggiati et al. 2002; Caggiati et al. 2005).

Klinisch können Perforansvenen besondere Relevanz erlangen, wenn sie eine inkomplette Stammvarikose produzieren (z. B. Dodd-Perforans), ein Ulcus cruris unterhalten (z. B. Cockett-Perforantes) oder gegebenenfalls auch über einen zugehörigen Seitenast durch die hohen Druckverhältnisse eine erhebliche Blutung verursachen. Mitunter kann das sogenannte „Blow-out" über einer insuffizienten Perforansvene sicht- und tastbar sein. Letztlich wird die Diagnose jedoch in der Duplexsonografie gestellt.

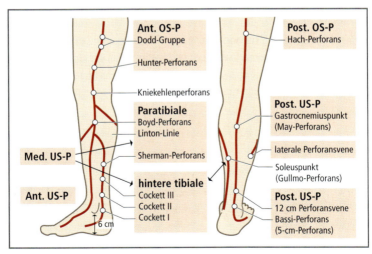

Abb. 1-12 Neue Nomenklatur der Perforansvenen (Hartmann 2012)

1.1.7 Refluxquellen

Ein Reflux in den oberflächlichen Beinvenen kann die unterschiedlichsten Quellen haben. Dazu zählen:
- Insuffizienz der saphenofemoralen oder saphenopoplitealen Junktion
- Insuffizienz von Crossenseitenastvenen
- Insuffizienz einer Perforansvene
- Insuffizienz von Beckenvenen (pelvines Stauungssyndrom)

1.1.8 Pelvines Beckenvenensyndrom

Das pelvine Beckenvenensyndrom stellt eine Sonderform der Varikose dar. Die Insuffizienzquelle findet sich hier nicht im Bein, sondern vielmehr in der Beckenregion. Entsprechend sollte bei verdächtigen Symptomen (▶ Tab. 1-6) eine erweiterte Diagnostik stattfinden. Als orientierendes Verfahren ohne Strahlenbelastung eignet sich hier ein Angio-MRT der Beckenvenen unter besonderer Berücksichtigung der V. ovarica bds. Bei entsprechendem Hinweis kann dann in einer Sitzung eine Phlebografie der V. ovarica mit Coiling stattfinden. Große Beckenveneninsuffizienzen können auch laparoskopisch mittels Clip verschlossen werden. Die Beckenveneninsuffizienz sollte immer vor der Beinveneninsuffizienz behandelt werden.

Tab. 1-6 Hinweise auf das Vorliegen eines pelvinen Beckenvenensyndroms

Anamnestische Hinweise	Klinische Hinweise
- meist große, schlanke Frauen im gebärfähigen Alter - anhaltende Unterbauchschmerzen - zyklusabhängige Beinbeschwerden - Schmerzen nach dem Geschlechtsverkehr	- im Rahmen der Schwangerschaft vorhandene oder gar persistierende pudendale und genitale Varikose - rasches Rezidiv mit atypischem Verlauf kleinlumiger, geschlängelter Gefäße am Oberschenkel innenseitig oder dorsal

1.1.9 Rezidivvarikose

Als Rezidivvarikose bezeichnet man alle pathologischen Venenabschnitte, die nach der Behandlung einer Varikose neu aufgetreten sind. Dabei ist zu unterscheiden zwischen dem natürlich progredienten Verlauf der Erkrankung mit dem zu erwartenden Neuauftreten von Varizen einerseits und dem REVAT (recurrent varices after treatment), dem Wiederauftreten von Varizen desselben Typs in einem vorbehandelten Areal, andererseits (▶ Abb. 1-13) (Noppeney u. Nüllen 2009).

Insbesondere Rezidive ausgehend von einer Crossenregion haben in den letzten Jahren immer wieder zu einer heftigen Debatte über das Pro und Contra der verschiedenen Verfahren (operativ vs.

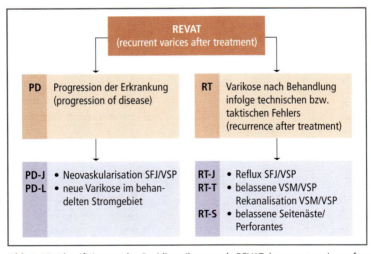

Abb. 1-13 Klassifizierung der Rezidivvarikose nach REVAT (recurrent varices after treatment) (nach Noppeney u. Nüllen 2009). SFJ = saphenofemorale Junktion; VSM = Vena saphena magna; VSP = Vena saphena parva; J = junction (Crosse); L = limb (Bein); T = trunk (Stammvene); S = side branches (Seitenäste)

interventionell vs. konservativ) geführt. Am besten untersucht ist hier das inguinale Crossenrezidiv. Über das popliteale Crossenrezidiv gibt es nur wenig Literatur. Unabhängig vom Verfahren sind als Ursache eines inguinalen Crossenrezidivis folgende Aspekte in Betracht zu ziehen:
- technische Fehler, unzureichende Erstbehandlung
- Neoangiogenese (Einwachsen kleiner, knäuelartiger Gefäße mit verändertem Wandaufbau gegenüber dem Primärgefäß)
- persistierende Refluxquelle durch belassene, unbehandelte Crossenseitenäste
- Insuffizienz der primär unauffälligen Duplikatur einer Stammvene

> **CAVE**
>
> In seltenen Fällen kommen auch gedoppelte Verläufe der Saphenavenen vor, von denen primär nur ein Stamm eine Insuffizienz aufweist. Nach einer adäquaten Behandlung dieses Stammes kann es später zu einer Degeneration bzw. Insuffizienz des zweiten Stamms kommen. Man spricht von einem **„echten Rezidiv"**.

Eine Rezidivvarikose, die nicht von der Crossenregion ausgeht, kann darüber hinaus eine Refluxquelle in insuffizienten Perforansvenen haben, aber auch per se durch eine Wandschädigung entstehen (▶ Abb. 1-14).

Für die suffiziente Behandlung der Rezidivvarikose ist die Suche nach der entsprechenden Refluxquelle essenziell. Häufig sind Rezidivgefäße im Gegensatz zum Primärbefund deutlich stärker geschlängelt.

1.1.10 Wichtige Abgrenzungen

Zur Planung einer Varizenbehandlung ist eine sorgfältige anamnestische, klinische und sonografische Vorarbeit unerlässlich. Insbesondere geht es darum, die Refluxquelle einer primären Varikose zu

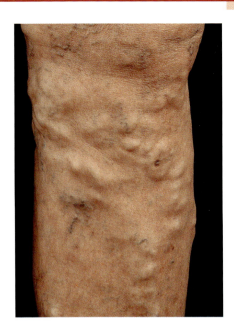

Abb. 1-14 Großlumige, torquierte Rezidivvarikose des Unterschenkels

definieren, aber auch eine sekundäre Varikose nach einem thrombotischen Geschehen und Leitveneninsuffizienz oder eine venöse oder kombinierte Angiodysplasie (venös-arteriell, venös-lymphatisch, venös-arteriell-lymphatisch) auszuschließen bzw. zu erkennen. Sowohl ein zugrunde liegendes postthrombotisches Syndrom mit Insuffizienzen und Okklusionen des tiefen Venensystems als auch komplexe Dysplasien des Venensystems erfordern vielfach weiter gehende diagnostische Maßnahmen und ein therapeutisch differenziertes, mehrschrittiges Vorgehen (▶ Tab. 1-7) (Reich-Schupke et al. 2010).

Im Folgenden werden die wichtigsten und häufigsten Angiodysplasien in der Phlebologie dargestellt (Hach et al. 2007).

Tab. 1-7 Weitere diagnostische Maßnahmen bei V. a. ein postthrombotisches Syndrom (PTS)

	Postthrombotisches Syndrom (PTS)	**Angiodysplasiesyndrom**
Diagnostik	• Duplexsonografie bis in die Beckenetage • ggf. Phlebografie • ggf. Angio-MRT oder Angio-CT der Becken- und Beinvenen • Venenverschlussplethysmografie • ggf. Phlebodynamometrie	• Duplexsonografie bis in die Beckenetage • ggf. Phlebografie • ggf. Angio-MRT oder Angio-CT der Becken- und Beinvenen

Das Klippel-Trénaunay-Syndrom

Beim Klippel-Trénaunay-Syndrom handelt es sich um eine kombinierte venös-lymphatische Angiodysplasie. Folgende Merkmale sind dabei charakteristisch (▶ Abb. 1-15):
- Naevus flammeus
- Varizen
- umschriebener Riesenwuchs

Meist sind die unteren, seltener die oberen oder mehrere Extremitäten betroffen. Patienten mit einem Klippel-Trénaunay-Syndrom haben in Studien ein erhöhtes Risiko für Thrombosen und Embolien gezeigt. Entsprechend sollte hier v. a. peritherapeutisch eine entsprechende Prophylaxe bedacht werden.

Das Parkes-Weber-Syndrom

Das Parkes-Weber-Syndrom entspricht in der Symptomatik dem Klippel-Trénaunay-Syndrom, weist aber darüber hinaus noch größere arteriovenöse Shunts auf. Die Diagnose wird meist mithilfe einer Arteriografie gestellt.

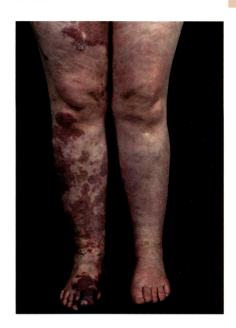

Abb. 1-15 Klinisches Bild eines Klippel-Trénaunay-Syndroms mit Naevus flammeus und Umfangsvermehrung

Die persistierende Vena marginalis lateralis

Normalerweise bildet sich die in der Embryonalzeit angelegte V. marginalis lateralis vollständig zurück. Bei einer Persistenz ist sie oftmals mit anderen Dysplasien kombiniert, weist keine Klappen auf und findet sich als fingerdickes Gefäß an der Außenseite des Beines. Sie mündet in der Oberschenkelregion oder im Bereich des Beckens in die tiefen Leitvenen ein. Darüber hinaus hat sie viele Querverbindungen mit tiefen Venen, kleinen Arterien und gegebenenfalls auch mit Kavernomen.

1.1.11 Die CEAP-Klassifikation

Neben der in Abschnitt 1.1.4 vorgestellten Hach-Klassifikation sei kurz auf die CEAP-Klassifikation eingegangen (▶ Tab. 1-8). Sie wurde von einer internationalen Expertengruppe definiert und ersetzt heute v. a. im Rahmen klinischer Studien die Widmer-Klassifikation (Eklöf et al. 2004; Rabe u. Pannier 2012). Im klinischen Alltag erscheint sie vielfach zeitraubend und umständlich.

Tab. 1-8 CEAP-Klassifikation im Überblick

C (klinische Zeichen)	C_0	keine sichtbaren oder tastbaren Zeichen venöser Erkrankung
	C_1	Teleangiektasien oder retikuläre Varizen
	C_2	Varikose der Venen > 3 mm
	C_3	Ödeme
	C_4	Hautveränderungen, die einer venösen Erkrankung zugeschrieben werden können
	C_{4a}	Hyperpigmentierungen, Ekzeme
	C_{4b}	Lipodermatosklerose, Atrophie blanche
	C_5	Hautveränderungen + ausgeheilte Ulzeration
	C_6	Hautveränderungen + floride Ulzeration
E (Ätiologie)	E_c	kongenital
	E_p	primär, unbestimmter Ursache
	E_s	sekundär, mit bekannter Ursache • postthrombotisch • posttraumatisch • andere
	E_n	keine venöse Ursache

Tab. 1-8 *Fortsetzung*

A (Anatomie)	A_s	oberflächliche Venen 1 Teleangiektasien/retikuläre Venen 2 VSM oberhalb des Knies 3 VSM unterhalb des Knies 4 VSP 5 andere als VSM/VSP
	A_d	tiefe Venen 6 V. cava inferior 7 V. iliaca communis 8 V. iliaca interna 9 V. iliaca externa 10 Beckenvenen gonadal, breites Ligament, andere 11 V. femoralis communis 12 V. profunda femoris 13 V. femoralis superficialis 14 V. poplitea 15 V. tibialis anterior, V. tibialis posterior, V. fibularis (alle paarweise) 16 Gastrocnemiusvenen, Soleusvenen, andere
	A_p	Perforansvenen 17 Oberschenkel 18 Unterschenkel
	A_n	keine venöse Lokalisation
P (Pathophysiologie)	P_R	Reflux
	P_O	Obstruktion
	P_{RO}	Reflux + Obstruktion
	P_n	keine venöse Pathophysiologie

1.2 Anatomie der Nerven am Bein

Dieses Kapitel erhebt keinen Anspruch auf die Vollständigkeit eines neurologischen Lehrbuchs, doch möchten wir an dieser Stelle kurz auf die für die endoluminale Therapie der Varikose relevanten Nervenbahnen des Beines eingehen. Angesichts der Nähe zwischen Venen und Nerven besteht bei Unkenntnis dieser anatomischen Nachbarschaften die Gefahr einer passageren oder permanenten Nervenläsion. Im harmlosesten Fall handelt es sich um rein sensible, im ungünstigsten Fall um motorische Ausfälle mit resultierenden Lähmungen und Gangbildstörungen. Eingriffe an der VSP bieten hierbei ein höheres Risiko als Eingriffe im Verlauf der VSM (Hach et al. 2007).

Im Bereich der VSM ist besonders der N. saphenus, v. a. am medialen distalen Unterschenkel, relevant. Bei Eingriffen an der VSP gilt es, die Nervenverläufe auf der Beinrückseite zu beachten. Etwa in der Oberschenkelmitte verzweigen sich die motorischen und sensorischen Äste des N. ischiadicus in den N. tibialis und den N. fibularis communis. Am dichtesten ist das nervale Netz im Bereich der Kniekehle und des dorsolateralen Unterschenkels (▶ Abb. 1-16), entsprechend hoch hier auch das Risiko einer nervalen Schädigung. Besonders gefährlich sind bei der endoluminalen Therapie hitzeintensive Eingriffe, die bis in die Kniekehlenregion hinein durchgeführt werden.

An gefährdeten Stellen sind bei der endoluminalen hitzebasierten Therapie ausreichende perivaskuläre Flüssigkeitspolster (Tumeszenzlösung) zum Schutz vor hitzebedingten Gewebeschäden in der Umgebung besonders wichtig. Andererseits bergen eine intraoperative Betäubung der Nervenstränge des Beines oder eine komplette Vollnarkose das Risiko, dass es zu einem zunächst unbemerkten Nervenschaden kommt. Während intraoperative Nervenreizungen bei einer korrekt applizierten Tumeszenzanästhesie vom Patienten dennoch wahrgenommen und gegebenenfalls Schmerzen angegeben werden können, die dann zu einer Korrektur an der entsprechenden Stelle führen (mehr Tumeszenzpolster, Beendigung des Eingriffs, Änderung der Energiedichte o. ä.), können solche Rückkopplungen bei einer (gewünscht oder fehlerhaft herbeigeführten) nervalen Ausschaltung nicht stattfinden: Die endoluminale Behandlung wird ohne intraoperative Besonderheiten bis zum Ende durchgeführt, der Schaden und die Beschwerden erst postoperativ sichtbar.

1.2.1 Wichtige Nerven bei Eingriffen an der Vena saphena magna

Nervus saphenus

- Der N. saphenus ist ein sensibler Ast des N. femoralis (sensorisch und motorisch, aus L1–L4). Er zweigt in der Leiste ab und verläuft am Oberschenkel mit den Vasa femoralia hinter dem M. sartorius nach distal, durchquert den Adduktorenkanal. Unterhalb des Knies gelangt er in den subkutanen Raum und zieht dann unmittelbar neben der VSM am medialen Unterschenkel zum Malleolus medialis und dem medialen Fußrand.
- Bei einer Schädigung des N. saphenus kommt es meist zu brennend-stechenden Parästhesien des medialen Unterschenkels bis zum Innenknöchel, gegebenenfalls sogar bis zur Innenseite des Fußes.
- Eine Schädigung des N. saphenus hat besondere Bedeutung beim kompletten Stripping der VSM, bei der Entnahme der VSM als Bypassmaterial, bei der Perforantenligatur am medialen Unterschenkel sowie auch bei der endouminalen hitzegestützten Therapie der VSM am Unterschenkel mit nicht ausreichendem perivaskulären Hitzeschutz. Häufig resultieren bleibende Schäden.

1.2.2 Wichtige Nerven bei Eingriffen an der Vena saphena parva

Nervus tibialis

- Der kräftige N. tibialis verläuft in der Mitte des Kniekehlenrhombus subfaszial und liegt bei Eingriffen an der VSP-Crosse direkt im Operationsgebiet. Zwischen den beiden Köpfen des M. gastrocnemius taucht er in die Tiefe hinab. Die VSP liegt etwa hälftig lateral bzw. medial des N. tibialis.
- Bei einer Schädigung des N. tibialis kommt es zu einer Lähmung der Flexoren und einem Übergewicht der Extensoren im Bereich des Unterschenkels und Fußes. Es resultiert das Bild des „Krallenfußes": Dem Patienten ist es nicht mehr möglich abzurollen oder auf den Zehen zu stehen. Im Bereich der Fußsohle und des lateralen Fußrandes treten Sensibilitätsstörungen auf.
- Schädigungen sind möglich im Rahmen der operativen Crossektomie der VSP in der Kniekehle sowie einer hitzeintensiven Therapie bis in die Kniekehlenregion hinein.

Nervus suralis

- Der N. suralis begleitet die VSP in ihrem gesamten Verlauf. Sein Ursprung aus dem N. tibialis liegt am oberen Rand der Kniekehle. Von dort zieht er in der Gastrocnemiusrinne subfaszial nach distal und tritt dann auf Höhe der Wadenmitte neben der VSP durch eine Faszienlücke in den extrafaszialen Raum. Anschließend läuft er um den Außenknöchel herum zum lateralen Fußrand. Hier geht er in den N. cutaneus dorsalis über.
- Bei einer Schädigung des N. suralis kommt es zu sensiblen Ausfällen oder Parästhesien im Versorgungsgebiet (mittlere bis äußere Wade, lateraler Fußrand, Fußrücken).

- Schädigungen treten meist durch das Strippingmanöver der VSP im distalen Bereich auf sowie bei einer hitzeintensiven Therapie. Eine Prädilektionsstelle ist die Faszienlücke mit Durchtritt des N. suralis und der VSP auf Höhe der Wadenmitte.

Nervus fibularis

- Der N. fibularis communis liegt an seinem Ursprung aus dem N. ischiadicus nahe der VSP. Der N. fibularis communis begleitet das Caput longum musculi bicipitis bis zum Wadenbeinköpfchen, wo er sich bandförmig verbreitert und durch bindegewebige Fasern an die Faszie und das Periost fixiert wird. Durch seine unmittelbar subfasziale Lage im Bereich des Wadenbeinköpfchens wird er häufig traumatisiert. Hier teilt er sich in den N. fibularis profundus (sensible Versorgung über dem Zehengrundgelenk I und II, motorisch für Fußheber) und den N. fibularis superficialis (sensible Versorgung des Fußrückens, motorisch für Mm. peronei longus und brevis).
- Eine Schädigung des N. fibularis oder seiner besonders motorisch relevanten Äste gilt als Majorkomplikation der Varizentherapie. Sie kann entweder passager sein oder aber persistierende Folgen hervorrufen.
    - Eine Läsion des N. fibularis superficialis ist bereits beim liegenden Patienten durch eine Supinationsstellung des Fußes erkennbar. Durch die Lähmung der lateralen Unterschenkelmuskelgruppe kann der Fußrand nicht angehoben werden und kippt nach innen ab.
    - Eine Schädigung des N. fibularis profundus wird charakterisiert durch einen herabhängenden Spitzfuß, der Fersengang ist nicht mehr möglich. Zur Kompensation beugt der Patient beim Gehen das Knie stärker und schwingt es nach vorn, um den Ausfall der Streckmuskulatur auszugleichen.

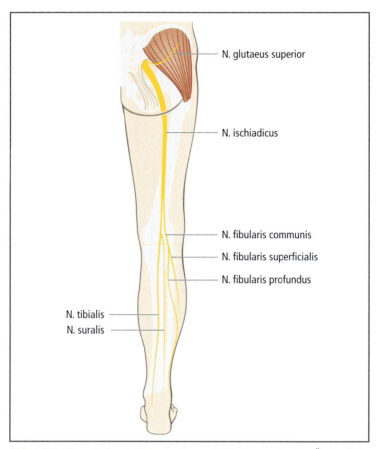

Abb. 1-16 Schematische Verläufe des Nervus ischiadicus und seiner Äste auf der Beinrückseite (Hach 2007)

- Eine direkte Schädigung des N. fibularis communis im Rahmen eines Eingriffs an der VSP ist angesichts des Abstandes zwischen Vene und Nerv eher selten. Eher kommt es indirekt durch Zug und Druck der Wundhaken im Operationsgebiet zu meist passageren Ausfällen. Häufiger sind Lagerungsschäden oder Kompressionen des Nervs durch Verbände im Bereich des Wadenbeinköpfchens bzw. eine Miniphlebektomie in diesem Bereich.

Literatur

Altenkämper, KH, Felix, W, Gericke, A, Gerlach, HE, Hartmann, M. Phlebologie für die Praxis. 2. vollst. überarb. Aufl. Berlin: De Gruyter 2001 (Reprint).

Bailly M. Cartographie CHIVA. In: Encyclopédie Médico-Chirurgicale. Paris: Editions Techniques 1993; 43–161-B, 1–4.

Caggiati A, Bergan JJ, Gloviczki P, Jantet G, Wendell-Smith CP, Partsch H; International Interdisciplinary Consensus Committee on Venous Anatomical Terminology. Nomenclature of the veins of the lower limbs: an international interdisciplinary consensus statement. J Vasc Surg 2002; 36: 416–22.

Caggiati A, Bergan JJ, Gloviczki P, Eklof B, Allegra C, Partsch H; International Interdisciplinary Consensus Committee on Venous Anatomical Terminology. Nomenclature of the veins of the lower limb: extensions, refinements, and clinical application. J Vasc Surg 2005; 41: 719–24.

Cavezzi A, Labropoulos N, Partsch H, Ricci S, Caggiati A, Myers K, Nicolaides A, Coleridge Smith C. CME: Duplex-Ultraschalluntersuchung der Venen der unteren Extremitäten bei chronischer Veneninsuffizienz – UIP-Konsensusdokument Teil II: Anatomie. Phlebologie 2007; 36: 31–40.

Eklöf B, Rutherford RB, Bergan JJ, Carpentier PH, Gloviczki P, Kistner RL, Meissner MH, Moneta GL, Myers K, Padberg FT, Perrin M, Ruckley CV, Coleridge Smith P, Wakefield TW. Revision of the CEAP classification for chronic venous disorders: Consensus statement. J Vasc Surg 2004; 40: 1248–52.

Eklöf B, Perrin M, Delis KT, Rutherford RB, Gloviczki P. Updated terminology of chronic venous disorders: The VEIN-TERM transatlantic interdisciplinary consensus document. J Vasc Surg 2009; 49: 498–501.

Hach W, Gruß JD, Hach-Wunderle V, Jünger M. Venenchirurgie. 2. Aufl. Stuttgart: Schattauer 2007.

Hartmann K. Ultraschall der Varikosis. Phlebologie 2012; 41: 269–72.

Noppeney T, Nüllen H. REVAT (Recurrent Varices After Treatment). Definition and classifications of recurrent varicose veins. Phlebologie 2009; 38: 271–4.

Rabe E, Pannier F. Clinical, aetiological, anatomical and pathological classification (CEAP): gold standard and limits. Phlebology 2012; Suppl 1: 114–8.

Reich-Schupke S, Stücker M. Nomenklatur des Beinvenensystems – aktueller Stand. J Dtsch Dermatol Ges 2011; 9: 189–94.

Reich-Schupke S, Altmeyer P, Stücker M. What do we know of post-thrombotic syndrome? Current status of post-thrombotic syndrome in adults. J Dtsch Dermatol Ges 2010; 8: 81–7.

Stücker M, Moritz R, Altmeyer P, Reich-Schupke S. New concept: different types of insufficiency of the saphenofemoral junction identified by duplex as a chance for a more differentiated therapy of the great saphenous vein. Phlebology 2013: 1–7.

2 Endovenöse Katheterverfahren – Allgemeines und Vorbereitung

Karsten Hartmann

Anfängliche Probleme der endovenösen Verfahren waren die langsame Energieabgabe auf die Venenwand beim Radiofrequenzverfahren einerseits sowie andererseits die teilweise zu starke Energieabgabe beim Laser. Dies führte zu langen Behandlungszeiten beim VNUS-Closure-Plus™-Radiofrequenzverfahren und zu schmerzhaften großflächigen Ekchymosen beim Laser. Diese Probleme sind mit den neuen weiterentwickelten Radiofrequenzgeräten und den Lasern mit höheren Wellenlängen behoben worden. Zusätzlich sind neue Laserfasern mit radiärer und sphärischer Abstrahlung der Laserenergie entwickelt worden. Damit ist das Risiko punktueller Überhitzungen und Perforationen der Venenwand weitestgehend ausgeschlossen, wie das bei der Bare Fiber passieren konnte (Sroka et al. 2010).

> Aufgrund der Überlegenheit der „neuen" Laser mit Wellenlängen über 1 400 nm bezüglich Verschlussraten und Nebenwirkungen wird in diesem Buch auf die „alten" Laser mit Wellenlängen unter 1 000 nm nicht eingegangen.

Auch die anfängliche Praxis, bei der ein endovenöses Verfahren mit einer chirurgischen Crossektomie verbunden wurde, wird heutzutage nicht mehr empfohlen. Wenn schon crossektomiert wird, dann kann auch die Stammvene gestrippt werden; dafür stehen schonende invaginierende Methoden zur Verfügung. Ein endovenöses Verfahren kommt ohne chirurgische Crossektomie aus; heutzutage kann ein erfahrener Anwender mit den endovenösen Verfahren eine Crossektomie funktionell simulieren.

Im Verlauf der Jahre sind weitere endovenöse Verfahren auf den Markt gekommen (vgl. ► Abb. 2-1):

- ein zweites Radiofrequenzverfahren, genannt RFITT© (radiofrequenzinduzierte Thermotherapie)
- ein Heißdampfverfahren, kurz SVS (Steam Vein Sclerosis)
- seit Mitte 2010 ein neuartiges mechano-chemisches Kathetersklerosierungsverfahren unter dem Namen ClariVein©
- seit Ende 2011 ein Verfahren zum Verschluss der Stammvenen mittels Cyanoacrylatkleber, genannt VenaSeal©

In vielen Studien wurde die Wirksamkeit der endovenösen Verfahren nachgewiesen (van den Bos 2009). Es hat sich gezeigt, dass die endovenösen Verfahren gegenüber dem gefäßchirurgischen Eingriff

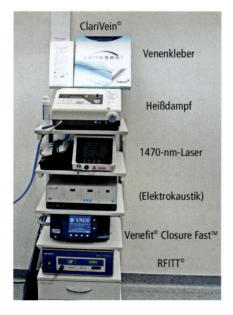

Abb. 2-1 Endo-Turm im OP mit folgenden Verfahren/Generatoren (von oben nach unten): ClariVein©, VenaSeal©, Heißdampf, 1470-nm-Laser (hier ELVeS Radial™), Venefit© Closure Fast™, RFITT©

zahlreiche Vorteile bieten (Lurie et al. 2003; Flessenkämper et al. 2013; Proebstle 2010; Pannier et al. 2011) (vgl. ▸ Tab. 2-1). Viele dieser Studien wurden jedoch mit den „alten" Lasern oder sogar mit dem VNUS-Closure-Plus™-Verfahren durchgeführt. Neuere großangelegte und unabhängige Studien fehlen leider bisher.

> **Medizingeschichte**
> Generell wird der Beginn der endovenösen Lasertherapie dem Spanier Carlos Boné zugeschrieben (Boné 1999), obwohl schon 1986 auf dem Weltkongress der internationalen Gesellschaft für Venenheilkunde (UIP) in Straßburg die Erfahrungen eines Italieners mit dem endo-venösen Laser vorgestellt wurden (Puglisi et al. 1989). Das erste Radiofrequenzverfahren wurde von der Firma VNUS entwickelt, das zweite (RFITT©) von der Firma Celon. Das RFITT©-Verfahren wurde ursprünglich für den HNO-Bereich konstruiert und wird dort vor allem zur Behandlung von anatomischen Ursachen des Schnarchens und der Schlafapnoe eingesetzt. Das Heißdampfverfahren wurde von dem Franzosen R. Milleret, das ClariVein©-Verfahren von dem Amerikaner S. Elias und das Vena Seal©-Verfahren von der Firma Sapheon™ entwickelt.

2.1 Vor- und Nachteile der endovenösen Verfahren

Gegenüber der klassischen Stripping-Operation zeichnen sich die endovenösen Methoden durch einige Besonderheiten aus, die im Einzelnen noch durch Studien validiert werden müssen. Tabelle 2-1 gibt eine Übersicht über die Vor- und Nachteile der endovenösen Verfahren gegenüber chirurgischen Eingriffen.

Tab. 2-1 Vor- und Nachteile endovenöser Verfahren gegenüber dem chirurgischen Eingriff

Vorteile	Nachteile
• keine Crossektomien (kein Inguinal-/Kniekehlenschnitt) notwendig, weniger invasiv • geringeres Nachblutungs- und Wundinfektionsrisiko • weniger postoperative Schmerzen • weniger Nebenwirkungen (wie Hämatome, Ekchymosen, Nervenläsionen) • kürzere Arbeitsunfähigkeit • bessere Lebensqualität postoperativ • auch unter Antikoagulation durchführbar	• höhere Materialkosten (insbesondere für Katheter) • ungeeignet für stark geschlängelte Gefäße (Ausnahme: Heißdampfverfahren) • sehr große Venendurchmesser schwieriger zu verschließen • höheres Risiko von Hyperpigmentierungen bei sehr oberflächlichen Gefäßverläufen • bedingte Kostenübernahme von gesetzlichen Krankenkassen

Anmerkung: Viele Vor- und Nachteile basieren auf Expertenmeinung der Autoren und sind nicht durch neue Studien überprüft worden.

2.2 Therapieziele der endovenösen Technik

Ziel der endovenösen Verfahren ist die **dauerhafte Obliteration** des behandelten symptomatischen Venenabschnittes und damit eine
- Linderung der Beschwerden des Patienten,
- Verbesserung der Lebensqualität des Patienten,
- Normalisierung/Verbesserung der venösen Hämodynamik,
- Verhinderung bzw. Besserung und Abheilung von Symptomen einer chronisch venösen Insuffizienz (CVI) (z. B. Stauungsdermatitis, Lipodermatosklerose, Ulcus cruris),
- Verhinderung von Komplikationen (z. B. Varikophlebitis, tiefe Venenthrombose [TVT], Lungenembolie [LE]).

2.3 Indikationen und Kontraindikationen

Die Indikation zu den endovenösen Verfahren entspricht prinzipiell denen der klassischen Phlebochirurgie, d. h.
- vor allem die Stammveneninsuffizenz (V. saphena magna und parva) sowie
- die Insuffizenz der akzessorischen Venen (V. saphena accessoria anterior, posterior und superficialis)
- die Insuffizenz der langstreckigen (gerade verlaufenden) Seitenäste
- die Rezidivvarikose und
- teilweise auch insuffiziente Perforansvenen.

> **CAVE**
> - Das Vorschieben des Katheters in geschlängelten Venenverläufen kann erschwert sein und zu Problemen führen (Perforation der Vene, Spasmus der Vene).
> - Sehr oberflächlich verlaufende Venen weisen ein höheres Risiko von Hautschäden nach einem endovenösen thermischen Eingriff auf.

Auch die Kontraindikationen entsprechen im Wesentlichen denen der invasiven Techniken, mit einer Ausnahme: Patienten, die blutverdünnende Medikamente einnehmen (z. B. orale Antikoagulation, niedermolekulares Heparin), können mit den endovenösen Verfahren behandelt werden, ohne die blutverdünnende Therapie auszusetzen. Auch bei multimorbiden Patienten mit Kontraindikationen für operative Eingriffe ist oft noch eine endovenöse Therapie möglich.

2.4 Voraussetzungen zur Durchführung endovenöser Verfahren

Für die Durchführung der endovenösen Verfahren ist ein qualifizierter und sicherer Umgang mit der Duplexsonografie durch den Operateur Voraussetzung. Zwar kann zum Einführen der jeweiligen endovenösen Katheter die Vene auch durch eine Vena sectio aufgesucht werden (was allerdings nicht der Standard sein sollte), die genaue Lokalisation und Positionierung des Katheters crossennah sowie die Applikation der Tumeszenzlokalanästhesie muss aber sonografisch erfolgen. Außerdem sollten die endovenösen Verfahren nur von Ärzten mit fundierten phlebologischen Kenntnissen durchgeführt werden, die Anamnese, Diagnosestellung sowie verschiedene Therapiformen beherrschen und auch eventuell erforderliche Nachbehandlungen durchführen können. Auch das richtige Verhalten bei Notfällen (wie z. B. einer intraoperativen Ruptur einer Stammvene durch Perforation dieser mit dem Katheter, einem Verlust von Führungsdrähten in der Vene oder aber versehentlicher thermischer Mitbehandlung der Schleuse) muss bekannt sein bzw. es muss zumindest eine enge Kooperation mit einem gefäßchirurgischem Zentrum bestehen.

2.5 Aufklärung des Patienten

Die Aufklärung des Patienten vor einem endovenösen Eingriff sollte genauso umfassend ausfallen wie bei einem phlebochirurgischem Eingriff. Auch sollte immer das Vorgehen besprochen werden für den Fall, dass die Vene nicht punktiert oder der endovenöse Eingriff aus anderen Gründen nicht durchgeführt werden kann. Der Patient muss im Vorfeld sein Einverständnis geben, dass in diesem Fall die Behandlung abgebrochen wird (und eventuell zu einem späteren Zeitpunkt wiederholt wird) oder stattdessen ein phlebochirurgischer Eingriff erfolgt. Aufklärungsbögen der „Arbeitsgemeinschaft

Endovenöse Verfahren zur Behandlung der Varikosis" (AG Endo) der Deutschen Gesellschaft für Phlebologie (DGP) finden sich unter www.ag-endo.de oder über den Download-Link im Anhang dieses Buchs. Allerdings können diese nicht von jedem Arzt verwendet werden, da einige Berufshaftpflichtversicherer auf den kostenpflichtig zu erwerbenden Diomed-Bögen bestehen.

2.6 Ultraschalldiagnostik

Voraussetzung ist das **Duplexscanning** zur Bestimmung des distalen Insuffizienzpunktes und des Durchmessers der V. saphena magna (bzw. parva oder des Seitenastes). Aneurysmen sind zu lokalisieren und zu vermessen. Geschlängelte Venenabschnitte sind zu markieren, eventuell wird eine zweite Punktion benötigt. Weiterhin ist im Crossenbereich auf einmündende Seitenäste zu achten, die teilweise mitbehandelt werden müssen: hier insbesondere die akzessorischen Venen V. saphena accessoria anterior und posterior in der Leistenregion, V. saphena accessoria superficialis sowie andere hämodynamisch bedeutende extrafasziale Venenabschnitte und Perforansvenen und die V. femoropoplitea (Giacomini-Anastomose) in der Kniekehle (▶ Abb. 2-2).

Wichtig bei den endovenösen Verfahren mit Hitzeeinwirkung ist die **Bestimmung des Abstands zwischen Vene und Haut**, denn bei einer geringeren Distanz als 1 cm muss das Gewebe der Subcutis oder innerhalb der Saphenafaszie durch physiologische Kochsalzlösung oder besser durch Tumeszenzlösung (auch bei Allgemeinanästhesie) aufgefüllt werden, um Hautverbrennungen zu vermeiden. Bei einer Stammvarikose der V. saphena parva wird auch der N. suralis durch die Tumeszenzinfiltration besser geschützt.

Tabelle 2-2 zeigt die Qualitätsstandards in Bezug auf die prä-/intra- und postoperative duplexsonografische Diagnostik. Ein Reflux gilt ab einer Dauer von 0,5–1 sec als pathologisch.

2 Endovenöse Katheterverfahren – Allgemeines und Vorbereitung

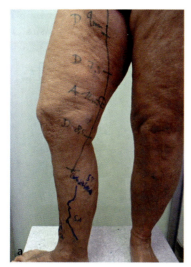 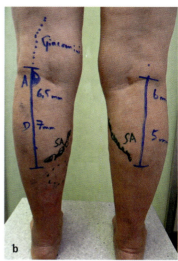

Abb. 2-2 Varikose der VSM (**a**) und VSP (**b**) präoperativ (mit Markierungen). A = Aneurysma/Venenektasie; D = Venendurchmesser; SA = Seitenast

Tab. 2-2 Qualitätsstandards der Duplexsonografie

präoperative Diagnostik	Duplexsonografie nach KV-Richtlinien: • V. femoralis communis rechts/links unter Valsalva-Manöver und/oder Dekompression/Kompression • V. poplitea rechts/links • Nachweis eines Reflux in Venensegment von VSM, VSP und Seitenäste aus der Crosse, d. h. Crossenbereich (bis 3 cm distal der Einmündung) und Mitte von Oberschenkel bzw. Wade oder (falls Vene an diesem Messpunkt schon wieder suffizient) am distalen Insuffizienzpunkt
direkt vor dem operativen Eingriff	Duplexscanning des Patienten im Stehen bzgl. VSM/VSP und ggf. zu operierender Seitenäste

Tab. 2-2 *Fortsetzung*

intraoperative Diagnostik	intraoperative Darstellung des Katheters in der Crosse
postoperative Diagnostik zeitnah und bis zu 3 Monate nach dem Eingriff	• Farbduplexsonografie von V. femoralis communis/V. poplitea zur Überprüfung eines regulären Flows • Untersuchung auf Komplikationen (z.B. endovenöse hitzeinduzierte Thrombose [endovenous heat-induced thrombosis = EHIT]/ postablative oberflächliche Thrombusextension [post ablation superficial thrombus extension = PASTE], s. Kapitel 5.5) • Bestimmung des Verschlusstyps der Crosse: – distaler Verschlusstyp: Vermessung der Mündungs-/Junktionsebene bis zum Verschluss (häufig bei VSM, da der Verschluss distal der Einmündung der V. epigastrica superficialis liegen kann) – proximaler Verschlusstyp: Mündungs-/Junktionsebene und Verschluss überlagern einander (häufig bei VSP)
postoperative Diagnostik nach 1 Jahr	Dokumentation der Resorption der VSM bzw. VSP: • Crosse (mit Bestimmung des Verschlusstyps) • Mitte von Oberschenkel oder Wade bzw. am ehemals distalen Insuffizienzpunkt

Anmerkung: Der Vorschlag zur Beschreibung des Verschlusstyps als „proximaler" bzw. „distaler" Verschlusstyp stammt aus der Arbeitsgruppe von Rass und Tesmann (www.dgelt.de).

2.7 Seldinger-Technik

Das Prinzip der intravasalen Diagnostik und Therapie beruht auf der **Seldinger-Technik**. Das Vorgehen besteht **bei allen endovenösen Verfahren** aus einer Venenpunktion mittels Punktionskanüle und der Kontrolle der intravasalen Lage mittels Ultraschall.

1. Am besten wird dies bei herabhängendem Bein (Anti-Trendelenburg-Lagerung) vorgenommen, da so die Venen gut gefüllt und dadurch besser im Ultraschall darstellbar sind.

2. Dabei wird die Kanüle schräg zur Hautoberfläche exakt unter der Mitte des Schallkopfes eingestochen und mit der Spitze in Richtung schallkopfnaher Venenwand geführt.
   - Es wird empfohlen, die Vene im Ultraschall im Längsschnitt bei den endovenösen Katheterverfahren einzustellen und zu punktieren, da so ein versehentliches Durchstechen der Vene (z. B. bei zu steilem Einfallswinkel) leichter vermieden werden kann (▶ Abb. 2-3).
   - Bei der Schaumverödung ist es einfacher, im Querschnitt zu punktieren (▶ Abb. 2-4). Die Schlifföffnung der Kanüle sollte dabei in Richtung Schallkopf, also nach oben, schauen. Nur so ist die Kanülenspitze später im Lumen der Vene gut sichtbar. Bei Abweichungen zur Seite kann die Stichrichtung unter Sicht korrigiert werden.
3. Vor dem Eindringen der Kanülenspitze in die Vene beobachtet man oft ein Eindellen der schallkopfnahen Venenwand und spürt manchmal auch einen leichten Widerstand.
4. Die Nadel wird schließlich in die zu behandelnde Vene eingestochen und die korrekte Lage durch eine ganz geringe Menge aspiriertes bzw. oft schon spontan zurückfließendes Blut im Kanülenansatz sowie durch das typische Ultraschallbild kontrolliert (▶ Abb. 2-5 und 2-6).
5. Falls vorhanden wird die Nadel der Punktionskanüle entfernt.

Das **weitere Vorgehen bei Radiowellen und Laser** gestaltet sich folgendermaßen[1]:
1. Einführen des Führungsdrahts und Kontrolle (Ultraschall) (▶ Abb. 2-7a und b)

---

[1] Der Venenkleber funktioniert nach dem gleichen Prinzip, jedoch wird eine lange Schleuse eingesetzt. Deshalb ist er hier nicht aufgeführt, sondern wird separat in Kapitel 4 beschrieben.

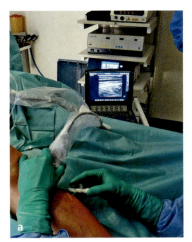
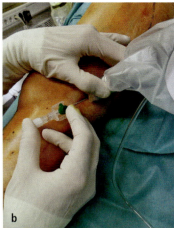
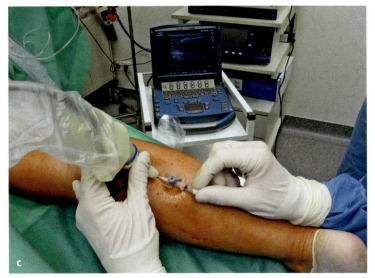

Abb. 2-3a–c Einstellung der zu punktierenden Vene ultraschallsonografisch im Längsschnitt bei endovenöser Kathetertechnik und Punktion der Haut genau in der Mitte des Schallkopfes

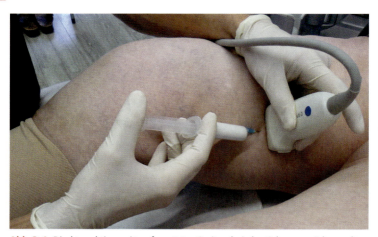

Abb. 2-4 Direktpunktion mit aufgesetzter Spritze bei der Schaumverödung ultraschallsonografisch im Querschnitt und Punktion der Haut genau in der Mitte des Schallkopfes

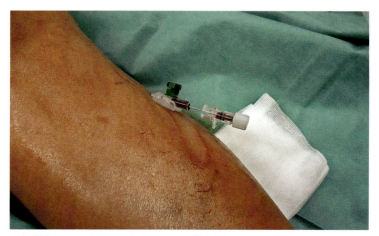

Abb. 2-5 Intravasale Lage der Venenverweilkanüle

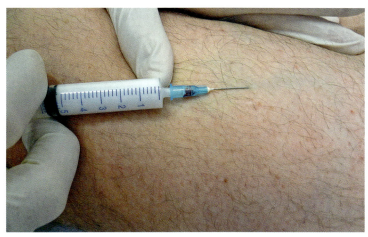

Abb. 2-6 Zurückfließendes Blut im Kanülenansatz (hier bei der Schaumsklerosierung)

2. Fixierung des Führungsdrahtes auf manuelle Weise und Entfernung der Punktionskanüle (▸ Abb. 2-7c)
3. evtl. lokale Anästhesiequaddel mit 1%igem Lidocain (▸ Abb. 2-7d)
4. evtl. Stichinzision mit dem 11er-Skalpell (▸ Abb. 2-7e)
5. Dilatation des Stichkanals mittels Dilatatoren über den Führungsdraht und Einsetzen der Schleuse (▸ Abb. 2-7f und g)
6. Entfernung des Führungsdrahts (▸ 2-7h) und des Dilatators (▸ Abb. 2-7i)
7. Abmessen der Länge des Katheters (▸ Abb. 2-7j)
8. Einführen des Katheters (▸ Abb. 2-7k bis m) und Positionierung unter Ultraschallkontrolle (▸ Abb. 2-7n)
9. perivenöse Tumeszenzlokalanästhesie
10. Beginn der endovenösen Operation

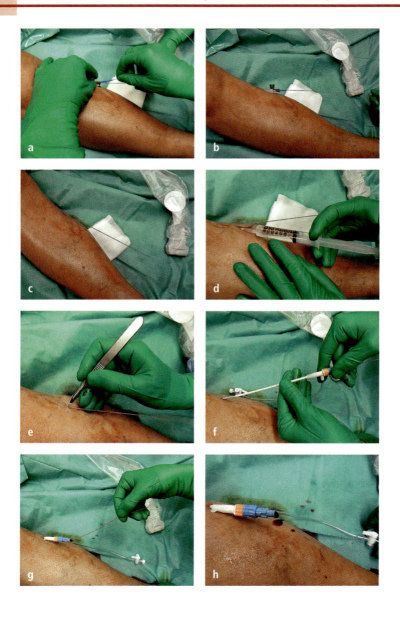

2.7 Seldinger-Technik

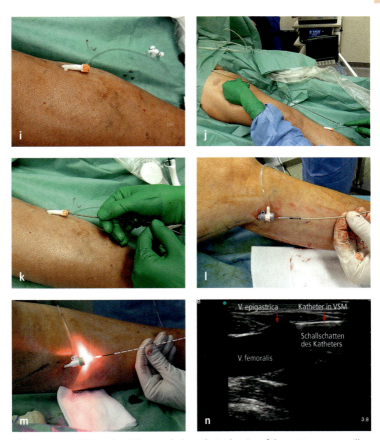

Abb. 2-7 a Einführen des Führungsdrahtes. **b** Draht eingeführt. **c** Venenverweilkanüle entfernt. **d** Kleine Lokalanästhesie. **e** Schnitterweiterung mit dem 11er-Skalpell. **f** Einführen der Schleuse. **g** *Cave:* Draht festhalten. **h** Draht entfernt. **i** Dilatator entfernt. **j** Abmessen der Länge des Katheters, hier Venefit©. **k** Einführen des Venefit©-Katheters. **l** Einführen des RFITT©-Katheters. **m** Einführen des Laser-Katheters, hier ELVeS Radial™. **n** Positionierung des Katheters unter Duplexkontrolle

2.7.1 Mögliche Probleme bei der Seldinger-Technik

Ist der perkutane Zugang durch Punktion nicht möglich, kann alternativ proximal ein Tourniquet angelegt werden, was zu einer Erweiterung der Venen bei herabhängendem Bein führt und so die Punktion erleichtert. Auch ein Eingriff in Intubationsnarkose führt durch das hierbei verwendete Narkosegas zu einer Venenerweiterung. Eine Vena sectio sollte die letzte Möglichkeit sein, um Zugang zur Vene zu erhalten.

2.8 Durchführung der endovenösen Verfahren

Die endovenösen Verfahren werden gewöhnlich von einem Operateur und ein bis zwei Assistenten durchgeführt. Einer der Assistenten arbeitet unter sterilen Bedingungen und assistiert dem Operateur bei der Durchführung des Eingriffes. Der andere Assistent sorgt unter nichtsterilen Bedingungen für den Patienten während des Eingriffes; außerdem ist er für das Monitoring der vitalen Funktionen des Patienten sowie für das Ultraschallgerät und die endovenösen Gereratoren zuständig (▶ Abb. 2-8).

Bei fast allen endovenösen Verfahren sollte vor Behandlungsbeginn eine Fußhochlagerung erfolgen, damit sich die Venen entleeren (Ausnahme ist der Venenkleber, hier nur minimale Fußhochlagerung oder horizontale Lagerung). Zur Punktion der Vene empfiehlt sich eine Anti-Trendelenburg-Lagerung.

2.9 Anästhesie

Die meisten endovenösen Verfahren benötigen eine **Tumeszenzlokalanästhesie (TLA)**. Dabei ist darauf zu achten, dass diese streng para- und perivasal unter Ultraschallkontrolle injiziert wird.

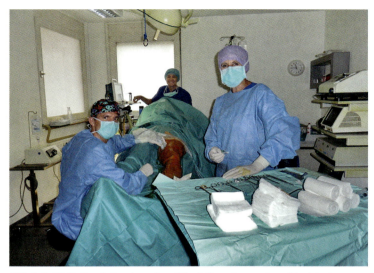

Abb. 2-8 OP-Setting bei endovenöser OP mit Operateur und zwei Assistenten

Dies reduziert das Hämatom- und Parästhesierisiko (Markovic 2009).

Neben der anästhesierenden Wirkung kommen der Tumeszenzlokalanästhesie zusätzliche Aufgaben zu:
- Durch die Kompression der Vene wird der Venendurchmesser und damit die Blutmenge innerhalb dieser reduziert.
- Durch die Kompression der Vene wird der Abstand zwischen endovenösem thermischem Katheter und Venenwand verringert und so die Applikation der Energie verbessert.
- Die um die Vene befindliche Flüssigkeit reduziert das Risiko einer thermischen Schädigung des umgebenden Gewebes.
- Bei Nutzung einer kalten Anästhesielösung (bei vorheriger Lagerung im Kühlschrank bei 4–5 °C) wird das umgebende Gewebe zusätzlich geschützt (Pannier et al. 2010).

Empfehlenswert ist dabei die Verabreichung der TLA von distal nach proximal mit Stichrichtung der Nadel ebenfalls von distal nach proximal, da die TLA sich paravasal ausbreitet und somit weniger Punktionen erfolgen müssen (▶ Abb. 2-9a bis c). Die Applikation der Tumeszenzanästhesie erfolgt unter sonografischer Kontrolle, um eine zirkuläre gleichmäßige Verteilung um die Vene herum zu gewährleisten und um eine unnötige Traumatisierung des umliegenden Gewebes zu vermeiden. Im Ultraschallbild ist das Zusammendrücken der Venen durch die Tumeszenzlösung sichtbar. In der Nachbarschaft zu tiefen Venen, zu den Nervenstrukturen und der Hautoberfläche soll die Anästhesielösung einen Sicherheitsabstand zu diesen sensitiven Strukturen herstellen, um sie vor thermischen Einwirkungen während der endovenösen Behandlung zu schützen.

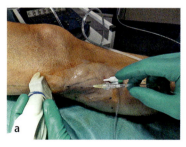
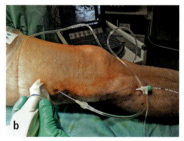
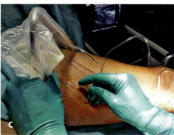

Abb. 2-9a–c Einspritzen der Tumeszenzlösung von distal nach proximal

Die zur Tumeszenzlokalanästhesie verwendete Lösung setzt sich wie folgt zusammen (Sattler et al. 1998):
- Prilocain 1 % (z. B. Xylonest®): 50 ml (oder Lidocain 2 %: 25 ml)
- Epinephrin 1 : 1 000 (Suprarenin®): 1 ml
- Natriumhydrogencarbonat 8,4 %: 6–12 ml
- isotone Kochsalzlösung 0,9 %: 1 000 ml

Das durchschnittliche notwendige Volumen der Anästhesielösung beträgt ca. 8 ml/cm Vene. So wird z. B. für einen ca. 50 cm langen Venenabschnitt ca. 400 ml Tumeszenzlösung gebraucht. Dies muss bei der Gesamtplanung berücksichtigt werden, um die zulässige Gesamtdosis pro kg Körpergewicht nicht zu überschreiten, die vom Hersteller mit 7 mg/kg KG angegeben wird. Bei einem 70 kg schweren Patienten würde dies ein maximales Tumeszenzvolumen von 1 000 ml bedeuten. Die Besonderheiten der Tumeszenzlokalanästhesie sind dabei aber nicht berücksichtigt, und es können wahrscheinlich auch höhere Dosen injiziert werden. Denn Erfahrungen aus dem Bereich der Liposuktion mit Maximaldosen über 35 mg/kg KG Prilocain oder Lidocain haben verdeutlicht, dass es aufgrund der hohen Verdünnung, der Lipophilie des Lokalanästhetikums, der geringeren Gewebedurchblutung durch den Kompressionseffekt sowie der Zugabe des Adrenalins zu einer geringen Absorption kommt.

Zur Applikation der Anästhesielösung ist es hilfreich, eine Infiltrationspumpe zu verwenden, da die großen Volumenmengen nur schwer manuell zu injizieren sind. Die Verwendung der Infiltrationspumpe erlaubt die schnelle Applikation der TLA um die Vene herum (bei 50 cm Länge ca. 5 min).

Kalte Anästhesielösung
Je schneller die kalte Anästhesielösung um die Vene herum appliziert wird, desto besser kann der Effekt der abgekühlten Tumeszenzlösung als Schutz für das umliegende Gewebe genutzt werden.

Zur Infiltration der Tumeszenzlösung empfiehlt es sich, lange Infiltrationsnadeln (12 cm) zu verwenden, um die Anzahl der Einstiche zu minimieren. Die Applikation der Lokalanästhesie wird vom Patienten oft als unangenehmer empfunden als die endovenöse Behandlung selbst. Hierbei ist der Einstich der Nadeln durch die Haut schmerzhafter als die intrafasziale Infiltration mit der Anästhesielösung selbst, die vom Patienten gewöhnlich nur als Druckgefühl empfunden wird. Um den unangenehmen Einstich mit der TLA-Nadel zu minimieren, kann vorher eine Quaddel mit einen Lokalanästhetikum an der Einstichstelle vorgenommen werden.

> **Epinephrin und das Long-QT-Syndrom**
> Epinephrin bewirkt bei der TLA eine langsamere Verstoffwechslung und somit eine längere Wirkung der TLA. Zusätzlich können Blutungen reduziert werden. Allerdings kann Epinephrin auch ein Long-QT-Syndrom (Herz-Erregungsleitungsstörung) verstärken. Dabei handelt es sich um eine seltene Erkrankung mit einer Verlängerung der QT-Zeit im EKG. Das Long-QT-Syndrom kann angeboren oder auch erworben sein. Die Verlängerung der QT-Zeit ist für den Patienten nicht spürbar, und über die Hälfte der Patienten weist keine Symptome auf. Über die Häufigkeiten gibt es keine genauen Angaben. Unter versehentlicher Injektion der TLA mit Epinephrin in eine Arterie kann es beim Long-QT-Syndrom zu einem Re-Entry-Phänomen am Herzen kommen, schlimmstenfalls mit einer absoluten Arrhythmie. Daher kann Epinephrin bei der Zusammensetzung der Tumeszenzlokalanästhesie auch weggelassen werden.

Bis zur vollständigen Wirkung der TLA dauert es ca. 5 min. Um den Prozess zu beschleunigen, kann auch eine höhere Dosis Prilocain (z. B. 100 ml auf 1000 ml Kochsalz) verwendet werden. Allerdings kann es dann auch bei großen TLA-Mengen (z. B. bei beidseitigem Eingriff mit gleichzeitiger ausgedehnter Miniphlebektomie) zu vermehrten Nebenwirkungen wie etwa einer Methämoglobinämie kommen. Methämoglobin bildet sich durch eine Oxidation des Eisenions des Hämoglobins. Das so entstandene Methämoglobin kann keinen Sauerstoff mehr binden, die Patienten laufen blau an, sind teilweise zwar noch leistungsfähig (vor allem jüngere Patienten), aber die Koronarien werden mit Sauerstoff unterversorgt und es kann bei Herzpatienten zum plötzlichen Herztod kommen. In der Regel bildet sich eine milde Methämoglobinämie von alleine zurück, bei schlimmeren Fällen kann als Antidot Ascorbinsäure (Vitamin C), eine Lipidlösung und/oder eine Bluttransfusion nötig sein.

Bei Behandlung der V. saphena parva und Gabe von TLA in der Kniekehle kann es sehr selten zu einer Anästhesie des N. tibialis/peroneus kommen. Die Patienten haben dann kurzzeitig (über einige Stunden) eine Fußheberschwäche. Diese ist vollständig reversibel.

➲ **Video 2-1: Tumeszenzlokalanästhesie (Dauer: ca. 1 Minute)**

www.schattauer.de/index.php?id=5090

2.10 Qualitätsmanagement

Endovenöse Verfahren werden immer häufiger auch von Ärzten durchgeführt, die früher keine operativen Eingriffe am Venensystem durchgeführt haben. Außerdem werden endovenöse Verfahren aufgrund der Minimalinvasivität und einer geringen Nebenwirkungsrate früher durchgeführt, als dies bei der Stripping-Operation der Fall ist. Um einem Abwerten der endovenösen Techniken sowie einem Qualitätsverlust mit erhöhten Rezidivraten vorzubeugen, wird zur Sicherung einer hohen Qualität bei der Durchführung endovenöser Verfahren Folgendes empfohlen:

- Sehr gute Ultraschallkenntnisse sind Voraussetzung (s. hierzu die Qualitätsstandards für die Duplexsonografie in Tabelle 2-2 in Abschnitt 2.6).
- Ein angemessenes Komplikationsmanagement erfordert Erfahrung in der Ultraschalldiagnostik bezüglich tiefer Beinvenenthrombose, endovenöser hitzeinduzierter Thrombose (EHIT/PASTE) und Phlebitis sowie eine leitliniengerechte Behandlung.
- Nicht jede im Ultraschall diagnostizierte Krampfader ohne jegliche Klinik sollte behandelt werden.
- Ein Qualitätsmanagement, z. B. über den Berufsverband der Phlebologen und/oder ein anderes Konzept, ist zu empfehlen.
- Unerfahrenen Kollegen ist der Besuch eines endovenösen Workshops oder Kurses zu empfehlen (Informationen hierzu finden sich auf der Homepage der Deutschen Gesellschaft für Phlebologie unter www.phlebology.de).
- Es empfiehlt sich die Hospitation in einem qualifizierten endovenösen Zentrum.

2.11 Hygienerichtlinien für die Durchführung endovenöser Techniken

Es ist unbedingt auf eine gute Hygiene zu achten, wie sie auch bei Stripping-Operationen angewendet wird:
- chirurgische Händedesinfektion
- Flächendesinfektion des OP-Bereichs und Abdecken mit sterilen Tüchern
- Tragen von steriler OP-Kleidung und Handschuhen
- steriler Ultraschallüberzug und steriles Ultraschallgel
- steril abgedeckter Beistelltisch für sterile Instrumente und Katheter (▸ Abb. 2-10)

Ein endovenöser Eingriff ist wie die Stripping-Operation in einem Operationsraum oder Eingriffsraum durchzuführen. Ein Behandlungsraum ist dafür nicht zulässig. Folgende Anforderungen müssen Operations- bzw. Eingriffsraum erfüllen (LGA M-V 2004):

- **Ambulanter OP-Raum (Raumklasse C):**
  - Als direkt zugeordnete Nebenräume bzw. -flächen werden u. a. benötigt:
    - Waschraum
    - Einleitungs- und/oder Ausleitungsraum
    - Patientenumkleideraum
    - Überwachungsraum
  - Raumgröße ggf. < 40 m^2
  - mindestens endständige H10- bis H13-Filter
  - antistatischer und fugenfreier Boden
  - abwaschbare und desinfektionsmittelbeständige Wand
  - staubdichte Decke
- **Eingriffsraum (Raumklasse D):**
  - Fensterlüftung möglich
  - raumlufttechnische Versorgung (sofern aus klimaphysiologischen bzw. arbeitsmedizinischen Gründen erforderlich) nach VDI 6022 (Büroklimaanlage mit F7- und F9-Filter)
  - Möglichkeit zum Händewaschen vorhanden (Handwaschbecken)
  - Vorraum für das Personal (z. B. Umkleiden, Händehygiene), ein Raum/eine Fläche zur Zuführung des Patienten sowie ein Lager
  - Festlegung und Einhaltung klarer Vorgaben bezüglich:
    - Asepsis und Antiseptik
    - Reinigung und Desinfektion
    - Lagerung und Anwendung steriler Medizinprodukte
    - Verhalten des Personals
  - antistatischer und fugenfreier Boden
  - abwaschbare und desinfektionsmittelbeständige Wand
  - staubdichte Decke

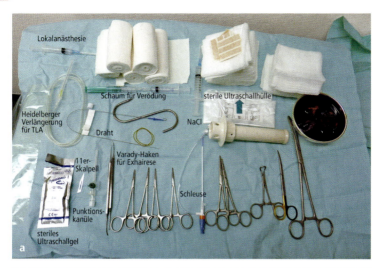
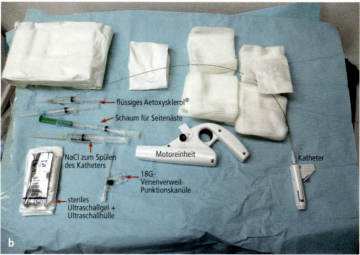

Abb. 2-10 Vorbereiten des sterilen Beistelltisches bei **a** endovenöser thermischer Operation, **b** nicht-thermischer ClariVein©-Operation und **c** VenaSeal©-Operation

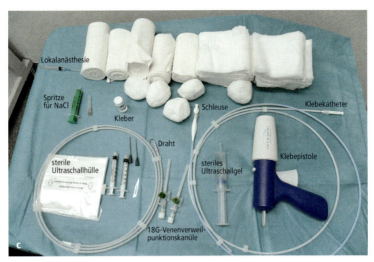

Abb. 2-10 *Fortsetzung*

2.12 Kosten

Die Kosten der neuen Verfahren liegen deutlich über denen der Stripping-Operation. Das liegt vor allem an den hohen Materialkosten (Katheter, Generator, Ultraschall). Diese erhöhten Kosten werden oft von den gesetzlichen Kassen als Begründung angeführt, warum die neuen endovenösen Verfahren nicht übernommen werden.

Aber so simpel ist der Vergleich von Stripping-Operation und endovenösem Eingriff in Bezug auf die Kosten nicht; es gibt viele Faktoren, die in die Kostenkalkulation mit einbezogen werden müssen. Eine Arbeitsgruppe um Alexander Kuhlmann hat unter dieser Prämisse 2013 ein Zukunftsmodell erstellt, in dem chirurgische Techniken zur Behandlung der Varikose und Venefit© Closure Fast™ verglichen werden. Das Ergebnis fiel folgendermaßen aus (Kuhlmann et al. 2013):

In einer „Welt *ohne* Closure Fast™" werden von 1 623 749 Eingriffen über einen 5-Jahres-Zeitraum 38 % stationär durchgeführt, was 70 % der Therapiekosten ausmacht. In einer „Welt *mit* Closure Fast™" werden dagegen nur 32 % der Eingriffe stationär durchgeführt, was wiederum 60 % der Kosten betrifft und damit über die 5 Jahre gerechnet eine Ersparnis von 19,1 Mio € bedeutet. Problematisch an diesem Zukunftsmodell ist allerdings, dass es keine genauen Daten über das Verhältnis zwischen stationärem Eingriff und ambulantem Eingriff gibt; es wurden vielmehr Expertenmeinungen verwendet, die von 60 % ambulanten Eingriffen ausgehen. Werden andere Schätzungen herangezogen, kann sich das Kostenverhältnis auch zuungunsten von Closure Fast™ verschieben.

2.12.1 Kostenerstattung durch gesetzliche Krankenkassen in Deutschland

Immer mehr gesetzliche Krankenkassen übernehmen die Kosten der endovenösen Techniken, hier vor allem die Radiowellen- und Lasertherapie. Tabelle 2-3 gibt eine Übersicht der Verträge zur Integrierten Versorgung (IV).

2.12.2 Abrechnung mit privaten Krankenkassen

Ein Vorschlag der „Arbeitsgemeinschaft Endovenöse Verfahren zur Behandlung der Varikosis" der DGP zur Abrechnung mit privaten Krankenkassen findet sich in Tabelle 2-4. Immer wieder lehnen jedoch die privaten Kassen Teile der Abrechnungen ab, da es noch keine eigenständigen Ziffern gibt. Daher gilt es, Folgendes zu beachten:
- Die Ziffer 2883A ist die Analogziffer für die Crossektomie. Diese wird von den privaten Kassen immer wieder angefochten, sollte aber unbedingt angesetzt werden, da die endovenösen Verfahren eine Crossektomie (bis auf die V. epigastrica, die verfahrenstech-

2.12 Kosten

Tab. 2-3 IV-Verträge in Deutschland (Stand Mai 2015, eigene Zusammenstellung des Autors ohne Gewähr)

IV-Vertrag	Preis (1 Bein/bds.)	teilnehmende Krankenkassen	Internetadressen für weitere Informationen	Besonderheiten
VAG/VOP	1 500 €/ 2 100 €	viele, vor allem Betriebskrankenkassen (BKKs)	www.vop-verband.de	*1, *3, *4, *6
KRS	1 500 € (VN) bzw. 1 189 € (LA)/2 200 €	• Daimler BKK • Schwenninger BKK • BKK Voralb • BKK Aesculap	www.krs-medical-experts.de	*1, *3, *6
Micado	1 489 €/ 1 780 €	viele, vor allem BKKs	www.micado-online.de	*1, *2, *3, *4, *6
medical-networks	1 330 € (VN) bzw. 903 € (LA)/1 873 € (VN) bzw. 1173 € (LA)	viele, vor allem BKKs	www.medicalnetworks.de	*1, *3, *4
AOK über KV	1 160 €/ 2 000 € (Narkose vom Anästhesisten separat abrechenbar)	nur AOK Baden-Württemberg und AOK Niedersachsen	www.kvbawue.de	• Ziffer 99625 (ein Bein) • Ziffer 99626 (bds.) • TLA (31800V): zusätzlich 37,84 € pro Bein
Phlebologicum	1 310 €/ 1 610 €	• TK • RV BKK • BKK vor Ort • Bertelsmann BKK • BKK Merck	www.phlebologicum.de	• Preis errechnet aus OP und Dokumentenpauschale • *3, *4, *5

Tab. 2-3 *Fortsetzung*

IV-Vertrag	Preis (1 Bein/bds.)	teilnehmende Krankenkassen	Internetadressen für weitere Informationen	Besonderheiten
IVM plus	• Radiofrequenz: 1 422 €/ 1 813 € • Laser: 1 199 €/ 1 657 €	• IKK classic • BKK Medicus (Radiofrequenz: 1 374 €/1 664 €; Laser: 1 202 €/ 1 438 €) • BKK Mobil Oil (1 322 €/1 664 €)	www.ivmplus.de	*1, *3, *4, *6
	Schaumsklerosierung	IKK classic	www.ivmplus.de	• 1 Bein: 1. Sitzung: 220 €, 2. Sitzung: 170 €, 3. Sitzung: 120 € • Beidseitig: 1. Sitzung: 390 €, 2. Sitzung: 340 €, 3. Sitzung: 270 €
Convema	1 300 €/ 1 600 €	KKH	bisher nur Pilotprojekt	*1, *3, *4

Anmerkung: Bei einigen Verträgen kann auch eine Stripping-OP abgerechnet werden. Oft gehen von den Honoraren noch Beträge für die Managementfirmen ab.

*1: Falls eine Voruntersuchung durch den Hausarzt stattgefunden hat, wird diese vom Preis abgezogen und kann nicht auf dem Abrechnungsschein abgerechnet werden.

*2: Falls an beiden Beinen eine behandlungsbedürftige Varikose besteht, muss ein beidseitiger Eingriff erfolgen. Es ist nicht möglich, innerhalb von 12 Monaten zuerst ein Bein und dann das andere Bein zu behandeln.

*3: Es dürfen keine zusätzlichen Ziffern abgerechnet werden.

*4: Der Patient darf keine Zuzahlung leisten (d.h. falls z.B. die Narkose durch einen Narkosearzt durchgeführt wird, ist diese im Preis inbegriffen).

*5: Innerhalb eines Kalenderjahres dürfen nur 2 Stromgebiete behandelt werden (z.B. VSM bds. oder VSM + VSP an einem Bein).

*6: Honorare für Radiowellen- und Laser-OP sind unterschiedlich.

VN = Vollnarkose; LA = Lokalanästhesie

nisch offen bleibt) intravasal durchführen und der zeitliche Aufwand mit Positionierung des Katheters in der Crosse dem chirurgischen Absetzen der Seitenäste entspricht. Der Berufsverband der Phlebologen unterstützt diese Position und hat dies in einem offiziellen Schreiben bestätigt (s. Anhang).

- Die Ziffer 2882A kann dann für die Behandlung der Stammvene mittels endovenöser Technik angesetzt werden, steht in dem Fall aber nicht mehr für eine gleichzeitig durchgeführte Miniphlebektomie der Seitenäste zur Verfügung. Falls eine zusätzliche Miniphlebektomie durchgeführt wird, kann versucht werden, die Ziffer 2882 für diese zu verwenden und die Analogziffer 2886A (Entfernung einer Blutadergeschwulst) für die endovenöse Behandlung der Stammvene anzusetzen. Die insuffiziente Stammvene entspricht mit ihren kavernösen Erweiterungen und ihrer unregelmäßigen Wandschichtung einer Blutadergeschwulst. Die Ziffer 2886A ist zwar auch immer in der Diskussion, aber auf dermatologischen Gebiet ist diese Ziffer zur Behandlung einer Seitenastvarikose mit dem Nd:YAG-Laser anerkannt, also sollte eine intraluminale Therapie ebenso abrechnungsfähig sein.
- Weiterhin gibt es keine Ziffer für die Tumeszenzlokalanästhesie, die einer besonderen Qualifikation bedarf. Die Ziffer 491, die mehrmals angesetzt werden kann, wird dieser besonderen Qualifikation nicht gerecht, dies kann eher mit der Analogziffer 476A abgebildet werden. Des Weiteren ist dann die Ziffer 491 noch für eine eventuelle Miniphlebektomie der Seitenäste verwendbar.

> **CAVE**
>
> Diese Abrechnungsempfehlungen könnten bald nicht mehr aktuell sein, denn eine neue Gebührenordnung für Ärzte (GOÄ) ist in Planung, bei der es eine Grundabrechnungsziffer für die Behandlung der Stammvene gibt. Auf diese Grundziffer sind dann verschiedene Abrechnungsmodule für die verschiedenen operativen Prozeduren aufgebaut, die den Kosten der unterschiedlichen Prozeduren gerecht werden sollen.

Tab. 2-4 Abrechnungsvorschlag der „Arbeitsgemeinschaft Endovenöse Verfahren zur Behandlung der Varikosis" der DGP für endovenöse Therapieverfahren (derzeit für Laser- und Radiowellenverfahren) (www.ag-endo.de)

GOÄ-Ziffer	Leistungsbezeichnung	Anzahl	Gebühr	Faktor	Betrag
1	Beratung, auch telefonisch (erhöhter Aufwand)		4,66 €	2,3	10,78 €
6	vollständige Untersuchung (erhöhter Aufwand)		5,83 €	2,3	13,41 €
2883A	Laser-/Radiowellentherapie der Crosse analog § 6 GOÄ		69,94 €	3,5	244,79 €
2886A	Laser-/Radiowellentherapie der Stammvene analog § 6 GOÄ		161,46 €	2,3	371,35 €
445	Zuschlag OP		128,23 €	1	128,23 €
441A	Zuschlag Laser/Radiowelle (Vorhalten Generator)		67,49 €	1	67,49 €
602	pulsoxymetrische Untersuchung		8,74 €	1,8	15,73 €
204	Kompressionsverband (exzentrisch)		5,54 €	3,5	19,39 €
252	Injektion (subkutan)		2,33 €	2,3	5,36 €
476A	Plexus-Anästhesie bis 1 h, analog (Tumeszensanästhesie, erhöhter Aufwand)		22,15 €	3,5	77,53 €
446	Zuschlag Anästhesie		17,49 €	1	17,49 €
491	Infiltrationsanästhesie, großer Bezirk	×3	7,05 €	2,3	48,66 €
2882	Varizenexhairese mit Perforantendissektion		107,83 €	2,3	248,00 €
Sonografie präoperativ					
410	Ultraschalluntersuchung eines Organs (VFC)		11,66 €	2,3	26,82 €

Tab. 2-4 *Fortsetzung*

GOÄ-Ziffer	Leistungsbezeichnung	Anzahl	Gebühr	Faktor	Betrag
420	Ultraschalluntersuchung weiterer Organe, je Organ (VSM proximaler IP, distaler IP, VSP, Perivasalraum)	×3	4,66 €	2,3	32,16 €
401	Zuschlag sonografische Leistung, Duplex		23,32 €	1	23,32 €
404	Zuschlag Farbduplex		14,58 €	1	14,58 €
Gesamtbetrag					1 365,09 €

GOÄ = Gebührenordnung für Ärzte; IP = Insuffizienzpunkt; VFC = Vena femoralis communis; VSM = Vena saphena magna; VSP = Vena saphena parva

Literatur

Boné C. Tratamiento endoluminal de las varices con laser de Diodo. Estudio preliminary. Rev Patol Vasc 1999; 5: 35–46.

Flessenkämper I, Hartmann M, Stenger D, Roll S. Endovenous laser ablation with and without high ligation compared with high ligation and stripping in the treatment of great saphenous varicose veins: initial results of a multi-centre randomized controlled trial. Phlebology 2013; 28(1): 16–23.

Kuhlmann A, Prenzler A, Hacker J, Graf von der Schulenburg JM. Impact of radiofrequency ablation for patients with varicose veins on the budget of the German statutory health insurance system. Health Econ Rev 2013; 3: 9.

LGA M-V, Arbeitsgruppe Krankenhaushygiene, in Abstimmung mit der 5-Länderarbeitsgruppe für Rahmenhygienepläne. www.mkk.de/cms/media/pdf/aemter_1/gesundheitsamt/hygiene_1/rahmenhygieneplaene/invMassnahmen.pdf (Stand: 03.05.2004).

Lurie F, Creton D, Eklof B, Kabnick LS, Kistner RL, Pichot O, Schuller-Petrovic S, Sessa C. Prospective randomized study of endovenous radiofrequency obliteration (closure procedure) versus ligation and stripping in a selected patient population (EVOLVeS Study). J Vasc Surg 2003; 38: 207–14.

Pannier F, Rabe E, Maurins U. 1470 nm diode laser for endovenous ablation (EVLA) of incompetent saphenous veins – a prospective randomized pilot study comparing warm and cold tumescence anaesthesia. Vasa 2010; 39: 249–55.

Pannier F, Rabe E, Rits J, Kadiss A, Maurins U. Endovenous laser ablation of great saphenous veins using a 1470 nm diode laser and the radial fibre – follow-up after six months. Phlebology 2011; 26: 35–9.

Proebstle TM. Endovenous radiofrequency powered segmental thermal ablation (Closure FAST) of great saphenous veins. Phlebologie 2010; 39: 69–71.

Puglisi B, Tacconi A, San Filippo F. L'application du Laser Nd:YAG dans le traitement du sindrome variqueux. In: Davy A, Stemmer R (eds). Phlébologie 89, John Libbey Eurotext Ltd 1989; 839–42.

Sattler G, Sommer B, Hagedorn M. Die Bedeutung der Tumeszenz-Lokalanästhesie in der ambulanten Varizenchirurgie. Phlebologie 1998; 27: 117–21.

Sroka R, Weick K, Sadeghi-Azandaryani M, Steckmeier B, Schmedt CG. Endovenous laser therapy – application studies and latest investigations. J Biophotonics 2010; 3: 269–76.

van den Bos R, Arends L, Kockaert M, Neumann M, Nijsten N. Endovenous therapies of lower extremity varicosities: a metaanalysis. J Vasc Surg 2009; 49: 230–9.

3 Endovenöse thermische Katheterverfahren

Karsten Hartmann

Die endovenöse Katheterbehandlung der Varikose in Deutschland erfolgte in der Anfangszeit noch unter Einsatz von Radiowellen. Erst 1999, ein Jahr nach ihrer Einführung, kam hierfür erstmals die Laserenergie zur Anwendung. Zunächst wurde das VNUS-Closure-Plus™-System verwendet (▶ Abb. 3-1), welches einen Sondenkopf mit abgespreizten Elektroden aufwies. Über diese Elektroden wurde der Kontakt zur Venenwand hergestellt und die Hitze abgegeben. Jedoch tauchte eine Reihe von Problemen auf:

- Bei großen Venendurchmessern konnte die Energie beim VNUS-Closure Plus™-System nicht ausreichend gut übertragen werden und die Rückzugsgeschwindigkeit war sehr langsam, was lange Behandlungszeiten zur Folge hatte.
- Beim Einsatz von Lasern wurde die anfängliche Euphorie über die Verschlussraten überlagert von frühen Rekanalisationen und schmerzhaften Venenwandperforationen bei Verwendung von Lasern mit Wellenlängen unter 1 000 nm und Bare Fiber.
- Es wurden dann chirurgische Crossektomien mit einer endovenösen Behandlung der Stammvene kombiniert, was funktionell (und auch wirtschaftlich) gesehen keinen Sinn machte.
- Darüber hinaus bereitete die Tumeszenzlokalanästhesie (TLA) vielen Ärzten Schwierigkeiten.

All dies führte dazu, dass sich zu diesem Zeitpunkt in Deutschland die endovenösen Verfahren noch nicht wirklich durchsetzen konnten.

Dies änderte sich 2007 mit der Einführung der VNUS-Closure-Fast™-Technologie und kurz darauf mit den neuen Lasern mit Wel-

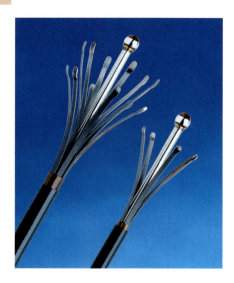

Abb. 3-1 Das VNUS-Closure-Plus™-System (mit freundlicher Genehmigung von Covidien Deutschland GmbH)

lenlängen über 1 000 nm und radiär abstrahlenden Laserfasern. Stammvenen konnten jetzt sicher, schonend, schnell und mit hohen Verschlussraten behandelt werden. Seither ist der Siegeszug der neuen endovenösen Verfahren nicht mehr aufzuhalten.

Zu den thermischen Verfahren zählen:
- die Radiowellenverfahren
- die Laserverfahren
- das Heißdampfverfahren

All diesen Behandlungsweisen ist gemein, dass durch Hitze die betroffene Vene zerstört wird und der Körper diese dann über mehrere Monate resorbiert. Aufgrund der hohen Temperaturen, die dabei entstehen, wird eine Kühlung (Tumeszenz) der die Vene umgebenen Strukturen benötigt.

3.1 Endovenöse Radiofrequenzablation

Karsten Hartmann

Die Radiofrequenzablation ist zur Behandlung der Stammvarikose in Deutschland seit 1998 zugelassen. Das Prinzip besteht darin, das Gewebe der Venenwand durch hohe Hitzeeinwirkung zu zerstören. Die elektromagnetischen Radiowellen mit einer Frequenz von 460 KHz werden in einem Hochfrequenzgenerator erzeugt und durch einen Katheter übertragen, der seine Elektroden an der Spitze je nach Gerät auf Temperaturen zwischen 60 und 120 °C aufheizt.

> ! Die Radiofrequenzablation führt durch starke lokale Hitzeeinwirkung zu einer Kontraktion der Vene mit Denaturierung ihrer Wandstrukturen, sodass ein dauerhafter Verschluss erfolgt.

Es gibt mehrere Radiofrequenzverfahren auf dem Markt.
Die zwei wichtigsten sind:
- das **VNUS-Closure-Fast™-System** (neuer Name: **Venefit©**)
- das **Radiofrequenzinduzierte-Thermotherapie(RFITT©)-System**

3.1.1 Venefit© (VNUS) Closure Fast™

Das Venefit©-Closure-Fast™-Verfahren ist eine radiofrequenzbetriebene segmentale thermische Ablation zur Ausschaltung insuffizienter Venen. Die Energieabgabe, die Strahlungszeiten und die lokalen Einwirkzeiten sind am Generator programmiert, sodass fehlerhafte Anwendungen weitgehend ausgeschlossen werden können (▶ Abb. 3-2).

Die Aufheizung des Venefit©-Katheters erfolgt langsamer als bei den Laserverfahren, er weist aber längere gleichbleibende Temperatur-Plateauphasen auf (Malskat et al. 2014).

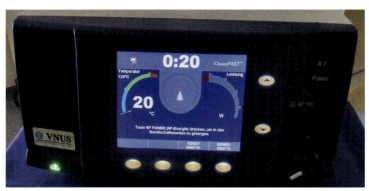

Abb. 3-2 Der Venefit©-Generator

Das Venefit©(VNUS)-Closure-Fast™-Verfahren zeigt weit bessere Verschlussraten als das vorherige VNUS-Closure-Plus™-Verfahren und hat dieses somit abgelöst. Derzeit liegen die 3- und 5-Jahres-Verschlussraten bei 92 %; 95 % der behandelten Gefäße weisen keinen Reflux mehr auf (Proebstle et al. 2011[1], 2015). Eigene Ergebnisse ergaben eine Verschlussrate von 96 % nach 3 Jahren, und 99 % der Gefäße wiesen keinen Reflux mehr auf.

Leitfaden für die Behandlung

Generelle Durchführung

1. Punktion der Vene unter Ultraschallkontrolle mit einer 18G-Venenverweilkanüle (Tipps zur Punktion s. Kapitel 2.7)

---

[1] Die 3-Jahres-Daten dieser prospektiven multizentrischen europäischen Studie zeigen bei 256 nachuntersuchten Beinen (insgesamt wurden 295 Beine behandelt) nach Behandlung der VSM mit VNUS-Closure-Fast™ eine Verschlussrate von 92,6 %. Frei von klinisch relevanten Refluxen waren 96,9 % der Beine.

2. Über diese Verweilkanüle wird in Seldinger-Technik ein Führungsdraht eingeführt und mit kleiner Schnitterweiterung eine Schleuse angelegt (7F) (s. Kapitel 2.7).
3. Vorbereiten des Venefit©-Katheters (es existieren 60 und 100 cm Katheterlängen): Der Venefit©-Katheter weist einen Hohlraum auf und muss daher vor dem Einsatz mit Kochsalzlösung gespült werden.
4. Einführen des Venefit©-Katheters
5. Positionierung des Katheters ultraschallkontrolliert in der Crosse (s. u.).
6. Infiltration der Tumeszenzlösung (s. auch Kapitel 2.9) unter Ultraschallkontrolle direkt in den Raum der Saphenafaszie oder um die zu behandelnde Vene herum. Tumeszenzinfiltration schützt nicht nur die umgebenden Gewebe vor Hitzeeinwirkung, sondern komprimiert außerdem das Venenlumen sanft, wodurch ein besserer Kontakt mit den Elektroden erzielt wird.
7. Aus demselben Grund sollte zusätzlich auch während der Behandlung von außen mit der Hand eine weitere sanfte Kompression der Vene ausgeübt werden (▶ Abb. 3-3).

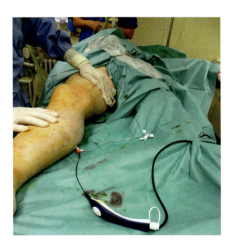

Abb. 3-3 Leichte Kompression der Vene während der Behandlung von außen mit der Hand

CAVE

Die Vene nicht zu stark mit der Hand komprimieren, da es sonst zu einer ellipsenförmigen Verformung der Vene mit Energieverlust an den Rändern kommt.

8. Nun den Fuß hochlagern, damit sich die Venen entleeren.
9. Der Venefit©-Katheter besteht an der Spitze aus einem 7 cm langen Heizelement, welches die Venenwand segmental über 20 sec auf 120 °C erwärmt und dadurch schädigt (▶ Abb. 3-4). Aktiviert oder deaktiviert wird der Katheter durch einen Ein-/Aus-Schalter am Handstück (▶ Abb. 3-5). Dabei ist auf Folgendes zu achten:
   – Das Heizelement sollte innerhalb von 5 sec die Zieltemperatur von 120 °C erreichen und diese dann 15 sec halten. Die dazu

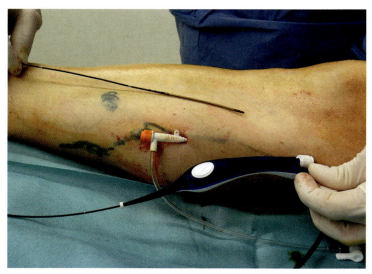

Abb. 3-4 Der Venefit©-Katheter

benötigte Leistung (Watt) wird vom Venefit©-Generator erzeugt und auf der rechten Display-Seite am Generator angezeigt.
 - Die Crossenregion sollte mit mindestens 2 Zyklen behandelt werden.
10. Anschließend wird der Katheter bis zur nächsten Markierung zurückgezogen und ein weiteres Venensegment behandelt. Von nun an wird der Katheter immer bis zur nächsten Markierung zurückgezogen (dies entspricht 6,5 cm). Es werden demnach immer 0,5 cm überlappend behandelt.
11. Bei größeren Gefäßdurchmessern können weitere Behandlungszyklen an der gleichen Stelle erfolgen.
12. Gegen Ende der Behandlung erscheint auf dem Katheter eine 6,5 cm lange geriffelte Markierung. Dies bedeutet, dass sich das Heizelement kurz vor der Schleusenspitze befindet.

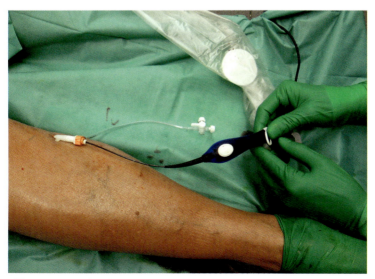

Abb. 3-5 Am Handstück wird der Heizvorgang aktiviert und bei Bedarf auch unterbrochen.

13. Nun wird ein weiterer Behandlungszyklus durchgeführt, dann die Schleuse bis zum Anfang der geriffelten Markierung herausgezogen.
14. Es folgt ein weiterer Behandlungszyklus, danach wird die Schleuse entfernt und der Katheter herausgezogen, bis 3 weiße Strichmarkierungen auf ihm erscheinen. Diese 3 Striche bedeuten, dass die Heizspirale nur noch 2 cm entfernt ist.
15. Ein letzter Behandlungszyklus wird durchgeführt und im Anschluss der Katheter entfernt.

Für kürzere Gefäßabschnitte existiert auch ein 3-cm-Katheter. Die Markierungen auf dem Katheter sind dann in einem Abstand von 2,5 cm angebracht.

> Venefit©- und VenaSeal©-Verfahren sind die einzigen endovenösen Verfahren, welche eine **Kompression mit der Hand von außen** benötigen.

⊃ Video 3-1: Venefit©-Closure-Fast™-Behandlung einer Vena-saphena-magna-Varikose (Dauer: ca. 24 Minuten)

www.schattauer.de/index.php?id=5091

Spezielle Durchführung

Behandlung der Vena saphena magna

Die Positionierung des Venefit©-Katheters sollte unmittelbar an der Einmündung der V. epigastrica oder bis maximal 1–2 cm von der saphenofemoralen Einmündung entfernt erfolgen. Je erfahrener der Anwender, desto weiter kann der Katheter bis zur saphenofemoralen Junktionszone, also bis zur Einmündung der V. saphena magna in die V. femoralis vorgeschoben werden. Dies reduziert die postoperative Stumpflänge.

Je größer der Venendurchmesser, desto mehr Behandlungszyklen sollten an der gleichen Stelle erfolgen. Orientieren kann man sich an der Wattzahl, die am Generator angezeigt wird: Je niedriger die Wattzahl, umso wahrscheinlicher war die abgegebene Hitze ausreichend für den Verschluss der Vene. Erfahrungsgemäß ist dies bei ca. 13–16 Watt der Fall. Bei zu geringer Energieabgabe können postoperative phlebitische Beschwerden verstärkt sein.

Behandlung der Vena saphena parva

Die Positionierung des Venefit©-Katheters sollte ca. 1–2 cm von der saphenopoplitealen Einmündung entfernt erfolgen (sofern dies möglich ist).

Ist die Mündung der V. saphena parva zu stark geschlängelt oder abgeknickt, empfiehlt sich die Behandlung der Mündungsregion mit Positionierung der Heizspirale mittig über der Einmündung (▶ Abb. 3-6). Der proximale Anteil der Heizspirale ragt dann in die V. femoropoplitea hinein.

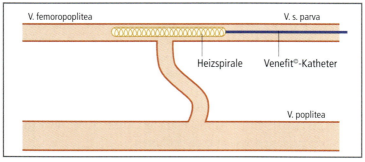

Abb. 3-6 Behandlung der V. saphena parva. Darstellung der Lage der Katheterspitze (Heizspirale) mittig über der Mündungsregion der V. saphena parva

Behandlung von Seitenästen
Gerade verlaufende Seitenäste können auch mit der eben erläuterten Technik behandelt werden. Hier sind insbesondere die V. saphena accessoria anterior und posterior zu nennen. Vor allem die V. saphena accessoria anterior ist bei einer Crosseninsuffizienz der V. saphena magna Grad I nach Hach betroffen und hat am proximalen ventralen Oberschenkel bis zur Crossenregion oft einen geraden Verlauf. In diesem Fall wird die Vene wie oben beschrieben punktiert und der Katheter bis zur Crosse vorgeschoben (Punkt 1). Verläuft sie jedoch nicht geradlinig, kann dies ein anderes Vorgehen erfordern (Punkt 2).

Bei der Platzierung des Katheters in der saphenofemoralen Crosse ist also zwischen folgenden zwei Situationen zu unterscheiden:
1. Der Katheter lässt sich über die V. saphena accessoria anterior problemlos bis zur saphenofemoralen Einmündung vorschieben und platzieren.
2. Der Katheter lässt sich nicht bis an die saphenofemorale Einmündung vorschieben, da die V. saphena accessoria anterior in einem Bogen in die V. saphena magna einmündet (▶ Abb. 3-7).

Im zweiten Fall empfiehlt es sich, die V. saphena magna zu punktieren (z. B. am proximalen Oberschenkel) und zusätzlich (nach Behandlung der V. saphena accessoria anterior) die (suffizente) V. saphena magna über 7 cm ab der saphenofemoralen Einmündung zu verschließen. So wird die Mündungsregion und damit die terminale insuffiziente Venenklappe in einem zweiten Schritt über die V. saphena magna verschlossen. Der Rest der suffizienten V. saphena magna nach distal wird belassen.

Bei der selten allein auftretenden Insuffizienz der V. saphena accessoria posterior wird ebenso verfahren.

3.1 Endovenöse Radiofrequenzablation

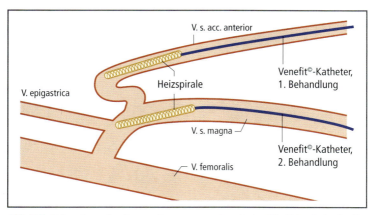

Abb. 3-7 Behandlung der Vena saphena accessoria anterior. Die Heizspirale des Katheters liegt in der V. s. acc. anterior, jedoch wird die insuffiziente terminale Klappe der V. s. magna nicht mitbehandelt. Daher sollte im Anschluss an die Behandlung der V. s. acc. anterior der Katheter in einer zweiten Punktion über die V. s. magna in der Crosse positioniert werden. Dadurch wird die insuffiziente Mündungsregion mitbehandelt.

Behandlung von Sonderformen/Varianten

Der Venenfit©-Katheter besitzt ein innenliegendes Lumen, über welches eine Schaumsklerosierung durchgeführt werden kann (Hartmann 2011a). Hierbei wird der Schaum nach den gängigen Methoden hergestellt (s. Kapitel 6) und über das Handstück des Venefit©-Katheters injiziert (▶ Abb. 3-8a). Am Katheterende tritt der Schaum in guter Qualität hervor (▶ Abb. 3-8b).

> **CAVE**
>
> Es ist zu beachten, dass sich das innenliegende Lumen des Venefit©-Katheters nach Aktivierung des Katheters verschließt. Daher sollte eine Schaumsklerosierung über den Venefit©-Katheter immer vor der Aktivierung erfolgen.

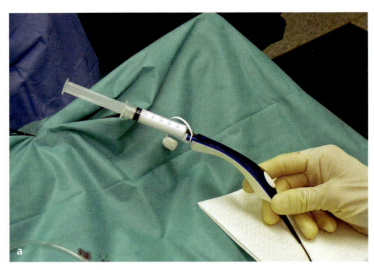

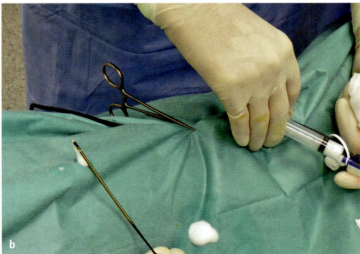

Abb. 3-8 a Nach Herstellung des Verödungsschaums wird dieser am Handstück in den Venefit©-Katheter injiziert. **b** An der Katheterspitze tritt ein qualitativ guter Schaum heraus.

Die Kombination Schaum + Venefit© bietet sich vor allem bei einer Rezidivvarikose mit gerade verlaufendem Magna-Rezidiv an. Das Vorgehen gestaltet sich folgendermaßen (▶ Abb. 3-9):
1. Der Venefit©-Katheter wird bis zum proximalen Ende des gerade verlaufenden Magna-Rezidivs vorgeschoben.
2. Danach wird zuerst eine Schaumsklerosierung über den Katheter in das geschlängelte weiter proximal liegende Rezidivkonvolut vorgenommen.
3. Im Anschluss erfolgt die Behandlung des Magna-Rezidivs mit dem Venefit©-Verfahren.

Eine weitere Indikation für eine Behandlung mit dieser Technik ist z. B. die Parva-Varikose mit geschlängelter Giacomini(V. femoropoplitea)-Veneninsuffizienz:
1. Der Katheter wird über die V. saphena parva in die Giacomini-Veneninsuffizienz vorgeschoben, bis diese sich anfängt zu schlängeln.
2. Dann wird der Schaum über den Venefit©-Katheter in die geschlängelt verlaufende Giacomini-Vene injiziert.

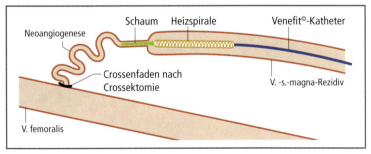

Abb. 3-9 Der Venefit©-Katheter liegt in der gerade verlaufenden Rezidivvarikose und wird bis zum Beginn des geschlängelten Anteils vorgeschoben. Daraufhin erfolgt die Schaumverödung über den Katheter in das Rezidivkonvolut und im Anschluss die Behandlung des geraden Anteils mit dem Venefit©-Verfahren.

3. Daran anschließend werden die restliche Vene und die V. saphena parva mit dem Venefit©-Verfahren behandelt.

Bei einer Perforansveneninsuffizienz (z. B. Dodd-Perforansveneninsuffizienz) kombiniert mit einer (inkompletten) Stammvarikose wird der Schaum über den Venefit©-Katheter in die Perforansvene injiziert (▶ Abb. 3-10). Im Anschluss erfolgt dann die Venefit©-Behandlung der Stammvene (▶ Abb. 3-11).

> **CAVE**
>
> Zu beachten ist allerdings, dass nachdem der Schaum über den Katheter appliziert wurde, die Darstellung des Venefit©-Katheters ultraschallsonografisch durch Überlagerung mit dem Schaum erschwert ist. Außerdem kommt es zu einem Vasospasmus der mit dem Schaum in Berührung kommenden Venen und damit zu einer erschwerten Darstellung dieser im Ultraschall. Daher ist die Kombination Schaum + Venefit© eher erfahrenen Anwendern vorbehalten.

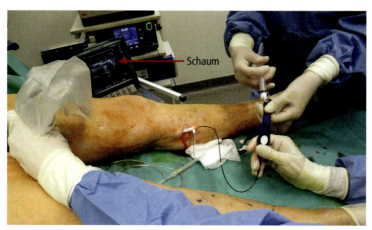

Abb. 3-10 Injektion von Schaum über den Venefit©-Katheter in eine Dodd-Perforansvene

Dies gilt insbesondere, wenn eine Dodd-Perforansveneninsuffizienz kombiniert mit einer kompletten Stammvarikose der V. saphena magna vorliegt:

1. Hier muss der Venefit©-Katheter erst bist zur Crosse vorgeschoben, dort richtig positioniert und mit dem weißen Schaumstoffrädchen an der Schleuse markiert werden (▶ Abb. 3-12).
2. Dann wird der Katheter bis zur Einmündung der Dodd-Perforansvene zurückgezogen.
3. Anschließend erfolgt die Behandlung der Dodd-Perforansveneninsuffizienz mit Schaum über den Katheter wie oben beschrieben (▶ Abb. 3-10).
4. Jetzt wird der Venefit©-Katheter wieder vorgeschoben, bis das weiße Schaumstoffrädchen die Schleuse berührt. (Durch die

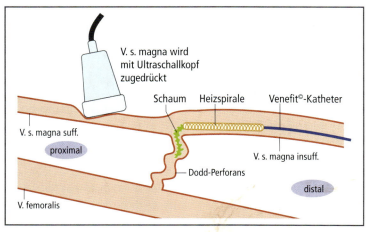

Abb. 3-11 Der Venefit©-Katheter liegt in der inkompletten Stammvarikose der V. saphena magna vor der Dodd-Perforansvene. Es erfolgt die Schaumverödung über den Katheter in die Perforansvene, dabei wird proximal die V. saphena magna mit dem Ultraschallkopf zugedrückt, damit der Schaum in die Perforansvene fließt. Anschließend wird die inkomplette Magna-Stammvarikose mit dem Venefit©-Verfahren behandelt.

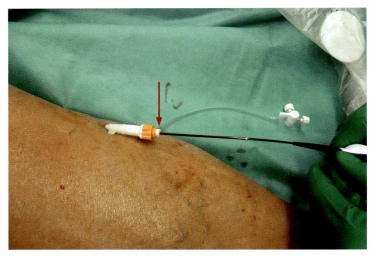

Abb. 3-12 Fixierung des Venefit©-Katheters mit dem weißen Schaumstoffrädchen (Pfeil)

Schaumsklerosierung ist die Darstellung der Crosse erschwert, aber die richtige Lage wurde ja vorher vorgenommen und mit dem weißen Rädchen am Katheter markiert.)
5. Nun schließt sich die Behandlung der Magna-Stammvarikose mit dem Venefit©-Verfahren an.

> **CAVE**
>
> Vor Beginn der Venefit©-Behandlung sollte der Katheter mit Natriumchlorid (NaCl) gespült werden, da (theoretisch) die Gefahr besteht, dass die Hitze, die der Venefit©-Katheter generiert, eine Reaktion des Aethoxysklerol® (enthält Ethanol) auslöst.

Für Perforansvenen gibt es auch einen separaten Katheter (▶ Abb. 3-13). Mithilfe dieses Katheters kann eine Direktpunktion

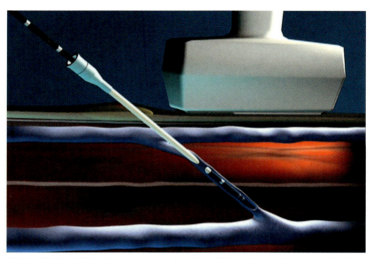

Abb. 3-13 Venefit©-Perforanskatheter (mit freundlicher Genehmigung von Covidien Deutschland GmbH)

der Perforansvene erfolgen und diese dann mittels Radiofrequenz verschlossen werden. Dies ist natürlich keine kostengünstige Behandlung, und daher sollten andere Möglichkeiten (falls machbar) wie die Schaumsklerotherapie oder chirurgische Perforantendissektion vorher zum Einsatz kommen.

Problembehandlung

Falls der Venefit©-Katheter **frühzeitig den Heizvorgang beendet**, kann dies folgende Ursachen haben, auf die entsprechend reagiert werden muss:
- Die Katheterspitze liegt in der tiefen Vene (V. femoralis, V. poplitea): Dort ist die Venenumgebung nicht mit Tumeszenz gekühlt, außerdem ist der Blutfluss höher und der Generator schaltet ab.

Die Lage des Katheters muss in diesem Fall erneut sonografisch kontrolliert werden.
- Die Vene wird nicht ausreichend komprimiert, was zu einem schlechten Kontakt der Heizspirale mit der Venenwand führt. Hier empfiehlt es sich, TLA nachzuspritzen und/oder den Kompressionsdruck von außen mit der Hand zu erhöhen.

3.1.2 RFITT© (radiofrequenzinduzierte Thermotherapie)

Beim **RFITT©-Verfahren (Celon-Methode)** sind die Elektroden bipolar angeordnet (▶ Abb. 3-14). Es wird ein hochfrequenter Wechselstrom erzeugt, der die thermische Wirkung durch einen

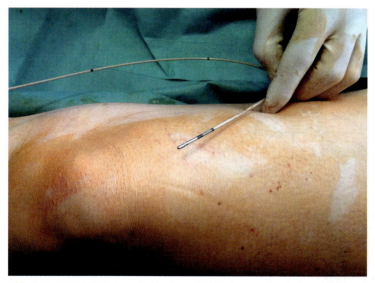

Abb. 3-14 RFITT©-Katheter mit bipolaren Elektroden an der Katheterspitze und schwarzen Markierungen im Abstand von 10 cm

Mikrowelleneffekt direkt in der Venenwand vermittelt. Dadurch kann die thermische Belastung geringer bleiben.

Leitfaden für die Behandlung

Generelle Durchführung

Der RFITT©-Katheter ist 100 cm lang, besitzt keinen Hohlraum und muss daher nicht gespült werden. Die Durchführung des RFITT©-Verfahrens gestaltet sich wie folgt:

1. Die Vene wird unter Ultraschallkontrolle mit einer 16G-Venenverweilkanüle punktiert (Tipps zur Punktion s. Kapitel 2.7).
2. Im Anschluss wird eine Schleuse (5F) in Seldinger-Technik angelegt, jedoch ohne Schnitterweiterung (s. Kapitel 2.7).
3. Der Katheter wird unter Ultraschallkontrolle in der Crosse positioniert (s. u.).
4. Am Gerät wird die gewünschte Energiedosis in Watt eingestellt (derzeit sind 18 Watt empfohlen) (▶ Abb. 3-15).
5. Die Aktivierung des Katheters erfolgt durch Betätigung des Fußschalters.
6. Beim RFITT©-Verfahren wird die Venenwand an der Applikatorspitze durch eine Impedanzmessung auf eine Temperatur von 80–100 °C erhitzt und der Katheter kontinuierlich zurückgezogen. Die Rückzugsgeschwindigkeit wird durch ein Tonsignal, welches gleichbleibend sein sollte, kontrolliert. Wird zu langsam oder zu schnell zurückgezogen, bricht der Ton ab und das Gerät setzt die Temperaturabgabe aus. Bei sehr langsamer Rückzugsgeschwindigkeit besteht außerdem die Gefahr der Koagulierung der Katheterspitze.
7. Erreicht der Katheter die Schleuse, wird die Temperaturabgabe automatisch beendet und der Ton bricht ab. Die Schleuse wird entfernt und die Behandlung bis zur geriffelten Markierung auf dem Katheter fortgesetzt.
8. Anschließend wird der Katheter entfernt.

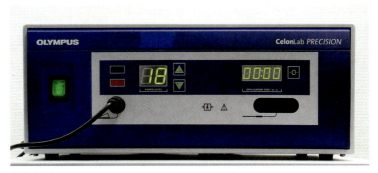

Abb. 3-15 RFITT©-Generator mit 18 Watt Voreinstellung

Daten aus der multizentrischen BRITTIV-Studie (Camci et al. 2009) zeigen eine Verschlussrate von 90 % nach 103 Tagen.[2] Dieses Ergebnis hat gezeigt, dass eine einmalige Behandlung der Stammvene nur bei sehr geringen Durchmessern erfolgversprechend ist. Daher ist man dazu übergegangen, bei größeren Venendurchmessern eine langsamere Rückzugsgeschwindigkeit vorzunehmen (Boon 2010). Nachteil hierbei ist allerdings, dass die Applikatorspitze schneller zwischen den bipolaren Elektroden karbonisiert und der Katheter dann herausgezogen, gesäubert und wieder eingeführt werden muss. (Je erfahrener der Anwender, desto eher kann dies jedoch vermieden werden.) Alternativ können auch meherer Behandlungszyklen der gesamten Vene (oder zumindest des proximalen Anteils der Vene) durchgeführt werden.

---

[2] In dieser prospektiven multizentrischen europäischen Studie wurden 345 Stammvenen (90 % VSM, 10 % VSP) bei 271 Patienten mit RFITT© behandelt. Im Durchschnitt betrug die Applikationszeit 1,4 s/cm bei mittlerer Leistungsabgabe von 24 Watt. Nach 103 Tagen waren 90 % der Stammvenen verschlossen. Eine differenzierte Analyse ergab, dass die partiellen und vollständigen Rezidive bei längeren Applikationszeiten signifikant seltener auftraten.

In einer Konsensuskonferenz vom August 2011 wurde folgende Vorgehensweise postuliert (Tesmann et al. 2011):
- 18 Watt Voreinstellung am Gerät (sowohl für V. saphena magna als auch V. saphena parva)
- Rückzugsgeschwindigkeit 2,5–6 s/cm (abhängig vom Venenduchmesser)
- Die ersten 2–3 cm der Vena-saphena-magna-Varikose sollten mindestens zweimal behandelt werden.
- Wird die Behandlung in Vollnarkose (Allgemeinanästhesie) durchgeführt, ist bei subkutanem Verlauf und bei der V. saphena parva eine Tumeszenzlokalanästhesie zu empfehlen.

> Das RFITT©-Verfahren ist das einzige thermische Verfahren, bei dem offiziell von Firmenseite bestätigt wird, dass bei einer Behandlung in Vollnarkose und intrafaszialem Verlauf der Vene auf eine Tumeszenzlokalanästhesie verzichtet werden kann.

Dass die mehrmalige RFITT©-Behandlung der Vene gegenüber der einmaligen Behandlung Vorteile hinsichtlich besserer Verschlussraten aufweist, wurde jetzt auch von Newman und Kollegen in einer retrospektiven Analyse ihrer Patienten nachgewiesen (Newman et al. 2014). Demzufolge traten bei einer mehrmaligen Behandlung der Vene signifikant weniger Therapieversager auf als bei einer einmaligen Behandlung bei einer von der Firma Celon vorgegebenen Rückzugsgeschwindigkeit von 1,5 s/cm. (Mehrmalige Behandlung bedeutet, dass ein Venensegment so oft behandelt wird, bis duplexsonografisch ein Verschluss sichtbar ist.)

> Unter Einbezug der oben genannten Berichte ergibt sich folgende modifizierte Vorgehensweise:
> - 18 Watt Voreinstellung am Gerät (sowohl für V. saphena magna als auch V. saphena parva)

- Die ersten 2–3 cm der Vena-saphena-magna-Varikose sollten mindestens zweimal behandelt werden.
- Im weiteren Verlauf mehrmalige Behandlung der Vene, bis ein duplexsonografisch sichtbarer Verschluss erfolgt
- Wird die Behandlung in Vollnarkose (Allgemeinanästhesie) durchgeführt, ist bei subkutanem Verlauf und bei der V. saphena parva eine Tumeszenzlokalanästhesie erforderlich, da durch die mehrmalige Behandlung der Vene mit erhöhten Temperaturen zu rechnen ist.

Eine ganz andere Herangehensweise wurde von Badham et al. an einem In-vitro-Tierleber-Modell aufgestellt: Die Arbeitsgruppe erzielte die besten Ergebnisse ohne Karbonisierung der Katheterspitze bei 6 Watt Voreinstellung am Generator und einer punktförmigen Energieabgabe über 6 s alle 0,5 cm (Badham et al. 2015). Allerdings verlängert sich dadurch die Behandlungszeit. Dies zeigt, dass die Dosisfindung beim RFITT©-Verfahren noch nicht komplett abgeschlossen ist.

⊃ **Video 3-2: RFITT© – Behandlung einer V. saphena magna (Dauer: ca. 10 Minuten)**

www.schattauer.de/index.php?id=5092

Spezielle Durchführung

Behandlung der Vena saphena magna

Die Positionierung des RFITT©-Katheters erfolgt auf gleiche Weise wie oben mit dem Venefit©-Katheter beschrieben, also unmittelbar an der Einmündung der V. epigastrica oder bis maximal 1–2 cm von der saphenofemoralen Einmündung entfernt. Je erfahrener der

Anwender, desto weiter kann der Katheter bis zur saphenofemoralen Junktionsebene vorgeschoben werden, was die postoperative Stumpflänge reduziert.

Auf dem RFITT©-Katheter ist alle 10 cm eine Markierung aufgedruckt. Es empfiehlt sich, die ersten 2–3 cm der Crossenregion mindestens zweimal zu behandeln. Am besten wird dabei wie folgt vorgegangen:

1. Nach der korrekten Platzierung des RFITT©-Katheters in der Crosse wird mit einer Hand der Katheter direkt beim Austritt aus der Schleuse fixiert. Alternativ wird mit einem Hautmarkerstift dort eine Markierung auf dem Katheter vorgenommen.
2. Nun wird der Katheter 2–3 cm zurückgezogen (auf den gleichbleibenden Signalton achten; nicht zu schnell, nicht zu langsam zurückziehen). Darauf achten, dass die Schleuse nicht bewegt wird.
3. Jetzt wird der Katheter wieder bis zur selbst aufgemalten Markierung (oder bis die Hand, die den Katheter fixiert hat, wieder Kontakt mit der Schleuse hat) vorgeschoben; die RFITT©-Katheterspitze liegt jetzt wieder wie vorher duplexsonografisch eingestellt in der Crosse.
4. Es folgt die zweite Behandlung.
5. Anschließend wird eine duplexsonografische Kontrolle des Verschlusses vorgenommen.
6. Falls nötig, schließen sich weitere Behandlungen der Crossenregion nach dem gleichen Schema an.

Der weitere Venenverlauf wird entweder mit einer langsamen Rückzugsgeschwindigkeit einmal oder (wie oben beschrieben) auch mehrmals behandelt. Hierbei empfiehlt es sich, jeweils bis zur nächsten Markierung zurückzuziehen, duplexsonografisch den Verschluss zu kontrollieren, eventuell den Katheter wieder bis zur vorhergehenen Markierung vorzuschieben und erneut zu behandeln.

Bei Durchführung dieses Verfahrens in Intubationsnarkose kann laut Herstellerfirma bei intrafaszialem Verlauf der V. saphena magna auf eine zusätzliche Tumeszenzlokalanästhesie verzichtet werden. Bei mehrmaliger Behandlung einzelner Venenabschnitte könnte jedoch die Temperatur innerhalb der Vene höher liegen, was dann eine TLA der V. saphena magna trotz intrafaszialem Verlauf rechtfertigen würde.

Behandlung der Vena saphena parva und von Seitenästen

Die Katheterpositionierung bei der Behandlung der V. saphena parva und von Seitenästen erfolgt analog dem in Abschnitt 3.1.1 beschriebenen Venefit©-Verfahren. Eine TLA muss bei Behandlung der V. saphena parva und bei subkutanem Verlauf von Seitenästen perivenös injiziert werden, um das Risiko von Hyperpigmentierungen, Nervenläsionen sowie Verbrennungen zu minimieren bzw. zu verhindern.

Problembehandlung

Falls der RFITT©-Katheter den **Heizvorgang beendet** (gleichbleibender Ton bricht ab, Piepssignal), kann dies folgende Ursachen haben:
- Die Katheterspitze ist koaguliert. Ursache kann eine zu langsame Rückzugsgeschwindigkeit sein.
  Der Katheter muss dann aus der Vene entfernt, mit NaCl gesäubert und wieder eingeführt werden.
- Der Katheter befindet sich in der Schleuse.
  In diesem Fall wird die Schleuse entfernt und anschließend die Behandlung fortgesetzt, bis die geriffelte Markierung auf dem Katheter erscheint. Der Katheter wird herausgezogen und die Behandlung ist abgeschlossen.

3.2 Endovenöse Laserablation (EVLA)

Uldis Maurins, Eberhard Rabe, Felizitas Pannier

In den Anfangsjahren wurde die endovenöse Laserablation, kurz EVLA, vorwiegend mittels Diodenlasersystemen im Wellenlängenbereich von 810–980 nm durchgeführt, die ein hohes Absorptionsspektrum im Bereich des Hämoglobins hatten.

Etwa seit 2007 wurden zunehmend Lasersysteme im Wellenlängenbereich von 1 320–1 550 nm entwickelt, die zusätzlich ein hohes Absorptionsspektrum im Bereich des Wassers haben und damit prinzipiell stärker im Gebiet der Venenwand wirken.

In Kombination mit den verwendeten Bare-Fiber-Systemen (Glasfasern, die die Laserenergie aus dem glatt abgeschnittenen Glasfaserende abgeben) waren Ekchymosen und postoperative Schmerzen im Verlauf der behandelten Vene eine häufige Nebenwirkung (Proebstle et al. 2005; van den Bos et al. 2009).

Eine Ursache hierfür lag in der möglichen Perforation der Venenwand bei anliegendem Glasfaserende mit hohen punktuell abgegebenen Energiemengen.

Ein wesentlicher Schritt in der Entwicklung der Lasertechnologie war seit etwa 2008 die Entwicklung von Laserfasersystemen, die die Laserenergie am Faserende radiär abgeben. Dadurch kann die Laserenergie gleichmäßiger an der Venenwand appliziert und somit eine Perforation vermieden werden. Diese Entwicklung reduzierte postoperative Ekchymosen, Hämatome und Schmerzen auf ein Minimum (Pannier et al. 2009, 2011; Schwarz et al. 2010; Doganci u. Demirkilic 2010).

Heute kommt am häufigsten eine Kombination aus einem **Diodenlaser mit einer Wellenlänge im wasserabsorbierenden Bereich** und einer **radial abstrahlenden Laserfaser** zum Einsatz. Mit dieser Technologie treten Ekchymosen und Schmerzen nach der Operation nur noch bei einem sehr geringen Teil der Patienten auf.

Vorteile des Eingriffs mit den modernen Systemen sind neben einer besseren Verschlussrate ein besseres kosmetisches Ergebnis sowie eine geringere Komplikationsrate (Pavlovic et al. 2014).

! Die Laserenergie denaturiert das Kollagen der Venenwand. Infolgedessen entwickelt sich zunächst eine sterile Entzündungsreaktion der Venenwand, mit anschließender Fibrosierung und Okklusion der Vene. In der Folge wird die zunächst verschlossene Vene komplett abgebaut.

Im Folgenden wird im Wesentlichen auf die EVLA mit einem 1470-nm-Diodenlaser und radial abstrahlenden Lasersystemen eingegangen.

Neben der Radialfaser (▶ Abb. 3-16) kommt in den letzten Jahren vermehrt die 2-Ring-Radialfaser zur Anwendung, bei der die Laser-

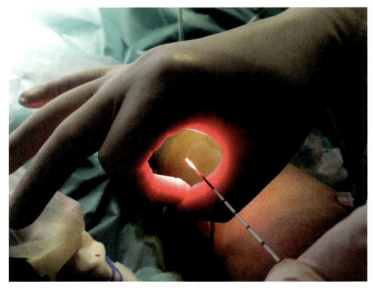

Abb. 3-16 Laserfaser mit radiär abstrahlendem Laserlicht

energie in zwei übereinander angeordneten abstrahlenden Ringen noch gleichmäßiger auf die Venenwand verteilt wird (▶ Abb. 3-17). Mit diesem neuen System ist es möglich, auch geradlinig verlaufende insuffiziente Seitenäste im oberflächlichen subkutanen Fettgewebe zu behandeln, die nicht wie die Stammvenen im intrafaszialen Bereich liegen. Durch die gleichmäßige Verteilung der Energie ist auch in diesen oberflächlichen Bereichen eine schmerzarme Therapie mit guten kosmetischen Ergebnissen möglich. Dies kann teilweise die ansonsten zusätzlich durchgeführte perkutane Phlebextraktion ersetzen.

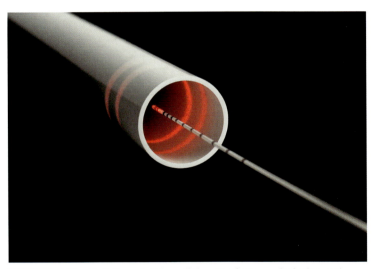

Abb. 3-17 2-Ring-Radialfaser (mit freundlicher Genehmigung der biolitec AG)

3.2.1 Leitfaden für die Behandlung

Generelle Durchführung

1. Beim präoperativen Venenmapping unter duplexsonografischer Kontrolle ist darauf zu achten, den Durchmesser der Stammvenen in standardisierten Abständen (VSM: 3 cm, 25 cm, 50 cm von der Leistenfalte entfernt; VSP: 3 cm, 20 cm von der Kniekehlenfalte entfernt) sowie auf der Höhe der geplanten Punktion in stehender Position zu bestimmen. Dies dient der Planung der zu applizierenden Energiemenge, die für die Ablation der Vene erforderlich ist.
2. Die Vene wird unter Ultraschallkontrolle mit einer 18G- oder 16G-Venenverweilkanüle punktiert (Tipps zur Punktion s. Kapitel 2.7.
3. Über diese Verweilkanüle wird in Seldinger-Technik ein Führungsdraht eingeführt und eine Schleuse angelegt (6F) (s. Kapitel 2.7).
4. Die Lasersonde wird eingeführt (▶ Abb. 3-18). Bei Verwendung einer Slim-Lasersonde wird keine Schleuse benötigt und die Slim-Sonde direkt über die 16G-Venenverweilkanüle eingeführt (▶ Abb. 3-19).

   Anmerkung: Bei Verwendung älterer Lasersysteme mit niedrigeren Wellenlängen und einer Bare Fiber wird eine lange Schleuse verwendet. Es sollte ein Längenabgleich zwischen Schleuse und Lasersonde in der Weise erfolgen, dass die Bare Fiber 1–2 cm über das Ende der Schleuse hinausragt.
5. Die Lasersonde wird ultraschallkontrolliert in der Crosse positioniert (s. u.).
6. Es folgt die perivenöse Infiltration der TLA unter Ultraschallkontrolle.
7. Nach Applikation der TLA wird die Position der Laserfaserspitze erneut duplexsonografisch kontrolliert, da es während der Anästhesie nicht selten durch die Bewegungen des Operators oder des Assistenten zu Änderungen der Lokalisation der Lasersonde kommen kann.

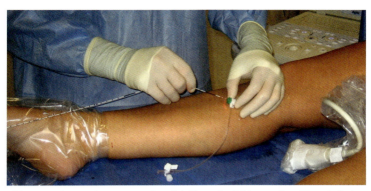

Abb. 3-18 Eine 2-Ring-Lasersonde wird über die Schleuse eingeführt. Auf dem Katheter sind Zentimetermarkierungen sowie zwei schwarze Balken sichtbar. Der erste schwarze Balken 15 cm vor dem Katheterende zeigt an, dass die Schleuse entfernt werden muss. Der zweite Balken zeigt das Ende der Behandlung an, was bedeutet, dass die Sonde entfernt werden muss.

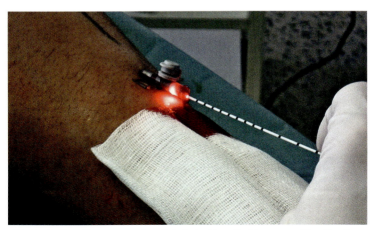

Abb. 3-19 Eine Slim-Lasersonde wird direkt über die Venenverweilkanüle eingeführt.

8. Vor Aktivierung des Lasergenerators wird die Sichtbarkeit des Pilotlichts am Ende der Faser kontrolliert (▸ Abb. 3-20). Wenn das Pilotlicht durch die Haut nicht sichtbar ist, könnte möglicherweise die Spitze der Lasersonde in die tiefe Vene hinein disloziert sein. In diesem Fall ist es immer erforderlich, die Lokalisation der Spitze der Lasersonde erneut sorgfältig sonografisch zu kontrollieren. Auch eine Beschädigung oder ein Bruch der Lasersonde kann zum Fehlen des Pilotlichts an der Laserspitze führen.

> **CAVE**
>
> Wenn das Pilotlicht durch die Haut nicht sichtbar ist,
> - muss die Lokalisation der Spitze der Lasersonde sonografisch kontrolliert werden,
> - muss kontrolliert werden, ob die Lasersonde nicht beschädigt ist.

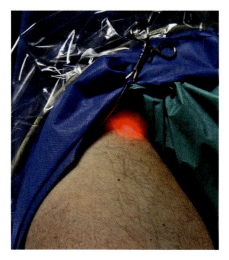

Abb. 3-20 Sichtbares Pilotlicht im Leistenbereich

9. Vor Aktivierung des Lasergenerators setzen Patient, Operateur und Assistenten die der verwendeten Laserwellenlänge entsprechenden Laserschutzbrillen auf.

Die Laserenergie, die pro Zentimeter Vene appliziert werden soll, wird vor der Operation berechnet, wobei der Durchmesser der Vene berücksichtigt werden muss. Bei der radialen Laserfaser wird der Durchmesser der Vene mit 7 multipliziert. Bei Verwendung einer Bare Fiber wird mit 10 multipliziert (▶ Abb. 3-21).

Kalkulation der Ablationsenergie

- **Radial-, Radial-2-Ring-, Radial-Slim-Laserfasern:** Durchmesser der Vene multipliziert mit 7
- **Bare-Laserfasern:** Durchmesser der Vene multipliziert mit 10

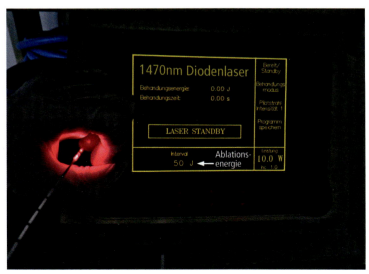

Abb. 3-21 Display des Lasergenerators, daneben Radialfaser

10. Wenn beim Zurückziehen der Laserfaser die erste schwarze Markierung (2 cm) erscheint, muss die Schleuse entfernt werden, da ansonsten die Energie in die Schleuse freigesetzt wird und diese zum Schmelzen bringen kann.
11. Wenn die zweite schwarze Markierung erscheint, muss der Lasergenerator abgeschaltet werden, um die Haut an der Durchtrittsstelle nicht zu schädigen. Nach dem Herausziehen der Laserfaser wird die Spitze kontrolliert, um Beschädigungen auszuschließen.

⮎ Video 3-3: Endovenöse Laserablation (EVLA) der Vena saphena magna (Dauer: ca. 5 Minuten)

www.schattauer.de/index.php?id=5093

Bei der Planung sollte der unterschiedliche Durchmesser der Vene in verschiedenen Venenabschnitten und besonders in aneurysmatischen Bereichen berücksichtigt werden. Im Normalfall ist der Durchmesser der Stammvene proximal größer als distal. Die Aufteilung der Vene in 10–15 cm lange Abschnitte zur Berechnung der dort zu applizierenden Energie erleichtert die Kalkulation.

Beispiel: Eine 45 cm lange V. saphena magna mit Durchmessern im proximalen Bereich von 10 mm, im mittleren Bereich von 8 mm und im distalen Bereich von 6 mm wird über den proximalen Abschnitt mit 70 Joule/cm, im mittleren Abschnitt mit 60 Joule/cm und im distalen Abschnitt mit 40 Joule/cm behandelt. Die mittlere LEED (lineare endovenöse Energiedichte) beträgt dann insgesamt 60 Joule/cm. Im vorliegenden Beispiel beträgt das EFE (Endovenöses Fluence Equivalent), bei dem der Durchmesser der Vene berücksichtigt wird, etwa 30 Joule/cm^2 bei einer applizierten Gesamtenergie von etwa 3000 Joule. Die durchschnittliche Zeit für die reine

Energieapplikation beträgt ca. 7 min. Die in diesem Beispiel verwendeten Energiemengen sichern den vollständigen Verschluss der Vene und die Umwandlung in einen Kollagenstrang bei minimaler postoperativer Schmerzhaftigkeit.

Die applizierte Laserenergie kann mit unterschiedlichen Laserleistungen erreicht werden. Die Lasergeneratoren, die üblicherweise für die EVLA verwendet werden, können Leistungen bis maximal 30 Watt erbringen. Die Vorstellung, dass mit der höheren Leistung auch eine bessere Verschlussrate erzielt werden kann, bestätigte sich indes nicht. Für die Verschlussrate ist die Energiedichte entscheidend. In den meisten Fällen wird heute die EVLA bei Verwendung einer Wellenlänge von 1470 nm und einer Radialfaser mit einer Leistung von 8–12 Watt durchgeführt.

> **Bei der EVLA anwendbare Laserleistung**
> - **Radial-Slim-Laserfasern:** 7 Watt
> - **Radial-, Radial-2-Ring-Laserfasern:** 8–12 Watt
> - **Bare-Laserfasern:** 15 Watt

Die Applikation der Laserenergie kann gepulst oder kontinuierlich erfolgen. Um eine gleichmäßige Verteilung der Laserenergie auf die Venenoberfläche zu erreichen, wird heute in aller Regel eine kontinuierliche Applikation bei kontinuierlichem Rückzug der Laserfaser in der Energieabgabe bevorzugt. Die gleichmäßige Applikation der Energie kann durch den sogenannten Signalmodus im Lasergenerator und über die Zentimetermarkierung auf der Laserfaser erleichtert werden. Mithilfe des Signalmodus kann die für den Venenabschnitt berechnete Energiemenge pro Zentimeter eingestellt werden. Wenn diese Energiemenge erreicht ist, ertönt ein kurzes akustisches Signal. Durch die Abstimmung dieses Signals mit der Zentimetermarkierung auf der Lasersonde ist es möglich, die gleichmäßige Applikation der Energie in den Venen zu verbessern.

Mithilfe der Ultraschallsonde kann die Vene während der Applikation der Energie komprimiert werden, um einen noch besseren Kontakt zwischen Lasersonde und Venenwand zu erreichen. Im sonografischen Bild kann die Abgabe der Laserenergie in der Vene während des gesamten Ablaufs kontrolliert werden. Nach der ersten Aktivierung des Lasergenerators erscheinen um die Laserspitze herum Dampfbläschen in der Venenwand, die anzeigen, dass die erforderliche Temperatur zur Denaturierung der Venenwand erreicht ist (▶ Abb. 3-22). Nun wird die Laserfaser gleichmäßig zurückgezogen.

Dabei ist die **gleichmäßige Rückzugsgeschwindigkeit** der Lasersonde wichtig. Bei Verwendung von 10 Watt pro Sekunde werden in der Venenwand 10 Joule Energie appliziert. Wenn auf einen Zenti-

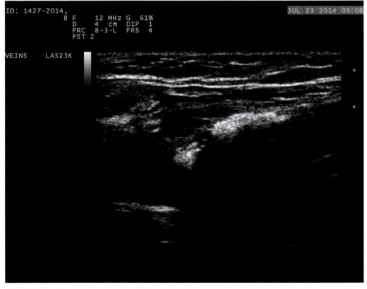

Abb. 3-22 Bildung von Dampfbläschen in der Venenwand zu Beginn der Laserablation (Sonografie)

meter Vene 50 Joule zu applizieren sind, so muss die Rückzugsgeschwindigkeit bei 2 mm/sec bzw. 1 cm/5 sec liegen. Bei kleineren Venen ist der kontinuierliche Rückzug unproblematisch, bei aneurysmatischen Erweiterungen (>15 mm Durchmesser) und der Applikation von mehr als 100 Joule/cm verringert sich die Rückzugsgeschwindigkeit auf unter 1 mm/sec. In diesem Fall kann die Vor- und Zurückbewegung der Sonde innerhalb eines Zentimeters zwischen zwei Signalen des Signalmodus die Applikation erleichtern.

Spezielle Durchführung

Behandlung der Vena saphena magna

In der Regel erfolgt die Positionierung der Lasersonde auf Höhe der terminalen Mündungsklappe oder kurz unterhalb der einmündenden V. epigastrica superficialis bzw. maximal 2 cm von der tiefen Vene entfernt wie bei den Radiofrequenzverfahren in Abschnitt 3.1 beschrieben. Ziel ist es, einen möglichst kleinen Venenstumpf zu erreichen. Dies gelingt mit den radiär abstrahlenden Lasersonden sehr gut. Im Ultraschallbild kann der Abstrahlwinkel (d. h. der Schallschatten der Sonde) genau dargestellt werden (▶ Abb. 3-23). Wird eine Bare Fiber verwendet, muss ein etwas größerer Abstand gewählt werden, da die Laserenergie nach vorne und nicht zur Seite abgegeben wird.

Behandlung der Vena saphena parva und von Seitenästen

Die Katheterpositionierung bei der Behandlung der V. saphena parva und von Seitenästen erfolgt analog dem in Abschnitt 3.1.1 beschriebenen Venefit©-Verfahren.

Behandlung von Sonderformen

Auch kurze gerade verlaufende Venenabschnitte von 2–3 cm Länge können gut mit den neuen Laserfasern verschlossen werden, so z. B. bei nur sehr kurz gerade verlaufenden akzessorischen Venen oder

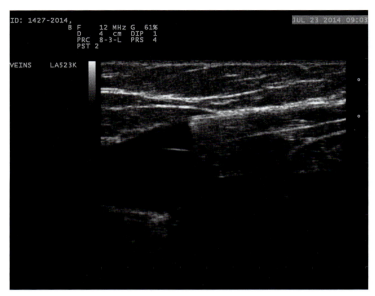

Abb. 3-23 Spitze der Lasersonde auf der Höhe der Terminalklappe positioniert (Ultraschall)

kurzen gerade verlaufenden Vv. saphenae parvae. Bei diesen kurzen Verläufen eignet sich gut die Slim-Lasersonde, da hierbei keine Schleuse verwendet werden muss.

Auch VSM-Crossenrezidive mit einem Crossenstumpf von > 1 cm Länge können mit dem Laser endovenös verschlossen werden. Hierbei ist folgendermaßen vorzugehen:

1. Zunächst wird der Crossenstumpf direkt punktiert, entweder mit Einlage einer Schleuse oder – bei Verwendung einer Slim-Lasersonde – ohne eine solche.
   - Wird eine Schleuse verwendet, wird diese über den Crossenstumpf in die V. femoralis eingeführt, darüber dann die Laser-

sonde. Anschließend wird die Schleuse wieder entfernt, die Lasersonde verbleibt in der V. femoralis.
- Bei Verwendung einer Slim-Sonde wird diese auch in die V. femoralis eingeführt und im Anschluss die Venenverweilkanüle wieder entfernt.
2. Jetzt wird unter Ultraschallkontrolle die Lasersonde so weit zurückgezogen, dass diese direkt im Crossenstumpf zum Liegen kommt.
3. Anschließend wird der Laser aktiviert.

Diese Methode sollte allerdings nur sehr erfahrenen Anwendern vorbehalten sein und kann nur mit radiär abstrahlenden Lasersonden vorgenommen werden!

3.2.2 Problembehandlung

Riecht es während der Behandlung verbrannt, obwohl ausreichend Tumeszenzlösung eingespritzt wurde, kann dies folgende Ursachen haben:
- Die Laserspitze ist koaguliert.
  In diesem Fall muss die Lasersonde aus der Schleuse herausgezogen und mit einer Kochsalzkompresse vorsichtig gereinigt werden, bevor sie wieder eingeführt wird.
- Der Laser wurde in der Schleuse aktiviert.
  Laser und Schleuse müssen entfernt werden (auf Markierungen auf der Lasersonde achten!).

Falls eine Bare Fiber verwendet wird, sollte das Abbrennen der Faser durch Verwendung adäquater Faserdurchmesser und Faserparameter für die verwendete Energie vermieden werden.

3.3 Heißdampf (Steam Vein Sclerosis)

Karsten Hartmann

Seit November 2009 ist ein weiteres endovenöses thermisches Verfahren zur Behandlung der Varikose in Deutschland erhältlich: das Heißdampfverfahren, kurz SVS (Steam Vein Sclerosis). Wie die anderen thermischen Verfahren auch, benötigt das Heißdampfverfahren einen Generator, um den Dampf zu erzeugen. Der Unterschied zu den anderen Verfahren besteht darin, dass das Gerät zur Erzeugung des Dampfdrucks an einen Druckluftausgang im OP angeschlossen oder aber mit separater CO_2-Flasche ausgestattet werden muss. Mit dem Heißdampfverfahren können Stammvenen behandelt werden, aber auch – und das ist der Unterschied zu den anderen endovaskulären Katheterverfahren – geschlängelte variköse Seitenäste. Der SVS-Generator erzeugt den Druck, woraufhin am Handstück ein hocherhitzter Dampf mit einer Temperatur von 120 °C ankommt. Für die Behandlung der Stammvene wird ein Katheter verwendet (▶ Abb. 3-24). Dieser wird auf das Handstück aufgeschraubt. An der Katheterspitze wird der 120 °C heiße Dampf zu beiden Seiten im rechten Winkel abgegeben (▶ Abb. 3-25).

! Durch den heißen Dampf kommt es zu einer Kontraktion der Vene mit Denaturierung ihrer Wandstrukturen und damit zum Verschluss.

Bislang gibt es wenige Daten zur Effektivität dieser neuen Methode. Eine „Proof-of-Principle-Studie" zeigte eine mittelmäßige Verschlussrate bei 20 behandelten Stammvenen (magna oder parva) nach 6 Monaten (van den Bos et al. 2011). Eine weitere, in Frankreich durchgeführte Multicenterstudie an 88 Vv. saphenae magnae ergab bessere Ergebnisse mit einer Verschlussrate von 96 % nach 6 Monaten und 92 % nach 12 Monaten (Kaplan-Meier-Analyse: 96 % nach 6 Monaten und 83 % nach 12 Monaten; die abweichenden

3.3 Heißdampf (Steam Vein Sclerosis)

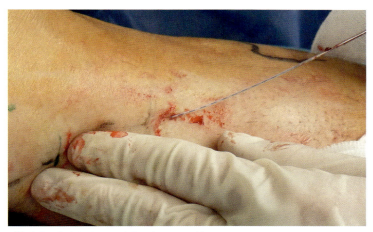

Abb. 3-24 SVS-Katheter mit Zentimetermarkierungen

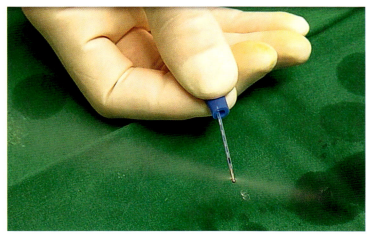

Abb. 3-25 Dampfaustritt aus der SVS-Katheterspitze im 180°-Winkel

Werte in der Kaplan-Meier-Analyse resultieren daher, dass die Patientenzahlen zum 12-Monats-Nachuntersuchungszeitpunkt zu gering sind) (Milleret et al. 2013). Die besseren Verschlussraten in der Studie von Milleret und Kollegen wurden durch höhere Heißdampf-Impulsraten pro Zentimeter Vene erreicht.

3.3.1 Leitfaden für die Behandlung

Generelle Durchführung

1. Zunächst wird die Vene mittels einer 16G-Venenverweilkanüle unter Ultraschallkontrolle punktiert (Tipps zur Punktion s. Kapitel 2.7).
2. Dann wird der SVS-Katheters über die Venenverweilkanüle eingeführt (es wird keine andersartige Schleuse benötigt) (▶ Abb. 3-26).
3. Der Katheters wird ultraschallkontrolliert in der Crosse positioniert (s. u.).

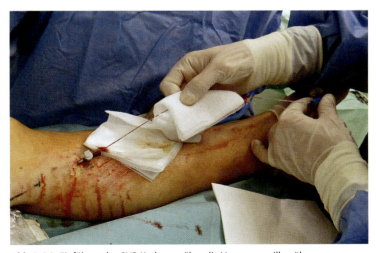

Abb. 3-26 Einführen des SVS-Katheters über die Venenverweilkanüle

4. Die Tumeszenzlösung wird unter Ultraschallkontrolle direkt in den Raum der Saphenafaszie oder um die zu behandelnde Vene herum infiltriert.
5. Anschließend wird der SVS-Katheter zentimeterweise zurückgezogen und es werden entsprechende Impulse abgegeben (1 Impuls = 60 Joule).
6. Eine geriffelte Markierung auf dem Katheter zeigt die letzten 7 cm des Katheters an. Jetzt wird die Venenverweilkanüle entfernt und noch 2–3 cm werden weiterbehandelt.
7. Abschließend wird der Katheter entfernt.

⊃ Video 3-4: Heißdampfbehandlung einer Vena-saphena-parva-Varikose mit SVS-Katheter (Dauer: ca. 2 Minuten)

www.schattauer.de/index.php?id=5094

Spezielle Durchführung

Behandlung der Stammvenen (Vena saphena magna, Vena saphena parva)

Die Positionierung des SVS-Katheters erfolgt duplexsonografisch 2–3 cm vor der saphenofemoralen oder saphenopoplitealen Mündung.

> **CAVE**
> Wird der Katheter dichter an die Mündungsregion herangeschoben, besteht die Gefahr einer Hitzeschädigung des tiefen Venensystems mit daraus resultierender erhöhter Thrombosegefahr, da sich der Heißdampf ausbreitet und nicht nur begrenzt an der Katheterspitze die Venenwand schädigt.

Folgendes Vorgehen wird bei der Behandlung von Stammvenen mit dem SVS-Katheter empfohlen:
- bis zu 7 mm Durchmesser der zu behandelnden Vene: 2 Impulse/cm
- 7–12 mm Durchmesser: 3 Impulse/cm
- über 12 mm Durchmesser: 4 Impulse/cm

Eigene Erfahrungen haben allerdings gezeigt, dass dieses Schema oft doch nicht ausreicht, um einen dauerhaften (> 12 Monate anhaltenden) Verschluss der Stammvene zu erreichen.

> **CAVE**
> Werden jedoch noch mehr Impulse pro Zentimeter Vene abgegeben, heizt sich der Katheter so stark auf, dass es an der Austrittsstelle häufiger zu Hautverbrennungen kommen kann.

Behandlung von Seitenästen, Sonderformen und Varianten

Das SVS-Verfahren ist das einzige endovenöse Katheterverfahren, mit dem auch geschlängelt verlaufende Seitenäste behandelt werden können. Diesem Umstand ist es zu verdanken, dass das Heißdampfverfahren in diesem Buch aufgeführt wird, denn die Behandlung der Stammvenen kann mit den anderen beschriebenen endovenösen Verfahren besser und nebenwirkungsärmer erfolgen. Die Möglichkeit einer Behandlung geschlängelter Seitenäste kann jedoch von Vorteil sein, so z. B.
- bei Patienten, die unter oraler Antikoagulation stehen mit großer Seitenastvarikose. Hier erfolgt die Behandlung der Stammvene mittels eines anderen endovenösen Verfahren und nur die Seitenäste werden dann mit dem SVS-Verfahren behandelt;
- bei Patienten mit einer Seitenastvarikose, bei der die Schaumsklerotherapie oder die Miniphlebektomie unerwünscht oder nicht möglich ist;

- bei Perforansvenen, der oft sehr stark geschlängelt verlaufenden Kniekehlenperforansvene und einer geschlängelt verlaufenden Rezidivvarikose. Hier können mit der Heißdampfbehandlung der Seitenäste sehr gute Ergebnisse erzielt werden.

Bei der Behandlung von Seitenästen werden die varikösen Äste ca. alle 5–10 cm mittels einer Venenverweilkanüle punktiert (▶ Abb. 3-27). Für sehr geschlängelte Venenverläufe bieten sich Venenverweilkanülen mit kurzem Schlauch an, z. B. 22G. Vorsicht ist jedoch bei noch geringeren Durchmessern der Kanülen geboten, da der Kanülenschlauch bei sehr geringen Durchmessern durch den Heißdampf platzen kann.

> **CAVE**
> Es ist darauf zu achten, dass der Schlauch der Venenverweilkanüle komplett innerhalb der Vene liegt oder zumindest nicht in direkten Hautkontakt kommt, da sonst die Gefahr besteht, Hautnekrosen zu verursachen.

Für die Behandlung der Seitenäste wird kein SVS-Katheter benötigt. Das SVS-Handstück wird mit einem Adapter und einem Rückschlagventil versehen (▶ Abb. 3-28). Das Rückschlagventil ist wichtig, da sonst Blut in das Handstück zurückfließt und somit die spätere Sterilisierung des SVS-Handstücks erschwert wird. Bei der Behandlung variköser Seitenäste ist Tumeszenzlokalanästhesie zum Schutz des umliegenden Gewebes dringend nötig (▶ Abb. 3-29). Das SVS-Handstück wird direkt auf die Venenverweilkanüle aufgesetzt und es werden 1–10 Impulse in den Seitenast abgegeben (je größer und geschlängelter der Seitenast, desto mehr Impulse) (▶ Abb. 3-30a–c).

Da bei dem SVS-Verfahren nur mit Venenverweilkathetern punktiert wird, entstehen keine Narben. Die Patienten berichten über wenig Schmerzen nach der Behandlung. Wird das Verfahren

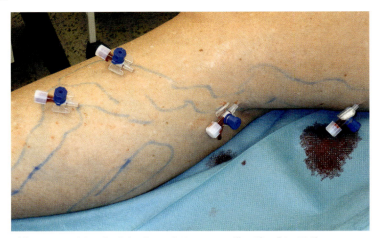

Abb. 3-27 Punktion der Seitenäste mit Venenverweilkanülen (hier 22G)

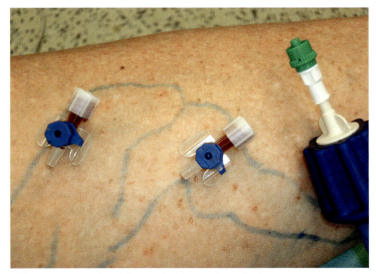

Abb. 3-28 SVS-Handstück (mit Rückschlagventil versehen)

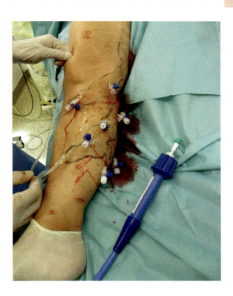

Abb. 3-29 Zum Schutz der Haut muss ausreichend Tumeszenzlösung eingespritzt werden.

unter alleiniger Tumeszenzlokalanästhesie durchgeführt, sollte auf ausreichende Infiltration der Lokalanästhesie geachtet werden, da der Dampf sich ausbreitet und eventuell auch weiter entfernt liegende Venenabschnitte behandelt werden (Hartmann 2011b). Eigene Ergebnisse zeigten eine erhöhte Rate an Hyperpigmentierungen nach Heißdampf im Vergleich zu den anderen endovenösen Verfahren, daher empfiehlt es sich, den Patienten darauf besonders hinzuweisen, um spätere Enttäuschungen zu vermeiden.

⊃ Video 3-5: Heißdampfbehandlung eines Parvarezidivs und von Seitenästen ohne SVS-Katheter (Dauer: ca. 2 Minuten)

www.schattauer.de/index.php?id=5095

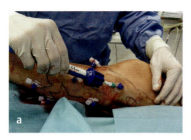
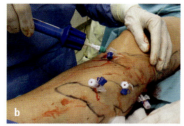
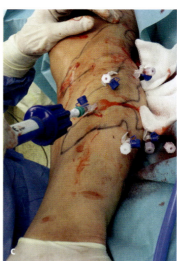

Abb. 3-30a–c Beginn der Behandlung

CAVE

Das Heißdampfverfahren zur Behandlung von Seitenästen mittels Venenverweilkanülen sollte erfahrenen Anwendern vorbehalten sein, da Nebenwirkungen durch fälschlicherweise paravenös liegende Verweilkanülen sofort Nekrosen zur Folge haben. Kommt es dazu, ist der Vorteil dieser Methode, nämlich die komplett narbenfreie Behandlung einer Stamm- und Seitenastvarikose, vertan.

3.3.2 Problembehandlung

Zeigt der Generator einen Fehler an (▸ Abb. 3-31) oder wird der Heizvorgang abgebrochen, so hat das am häufigsten eine der folgenden Ursachen:

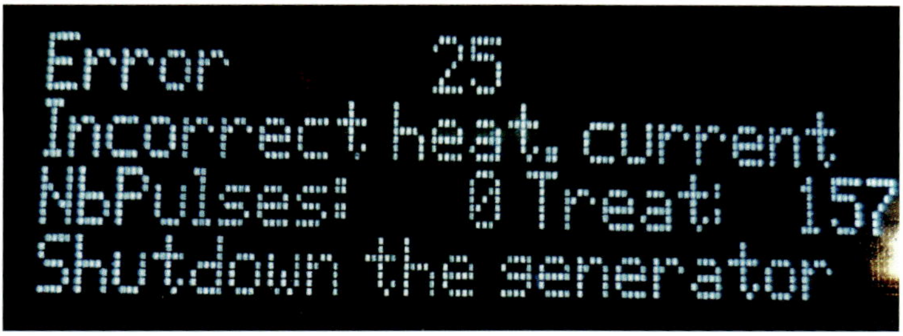

```
Error          25
Incorrect heat, current
NbPulses:      0 Treat:  157
Shutdown the generator
```

Abb. 3-31 Häufigste Fehlermeldung am SVS-Generator

- Es ist keine Druckluft vorhanden.
  In diesem Fall muss der Generator mit dem Druckluftausgang im OP verbunden bzw. die CO_2-Flasche geöffnet oder ausgewechselt werden.
- Die Druckluft ist korrekt angeschlossen, es erscheint aber dennoch eine Fehlermeldung.
  Es sollte überprüft werden, ob der sterile Wasserbeutel am Generator leer ist. Ist dies der Fall, muss er ausgewechselt werden.
- Druckluft und Wasser sind vorhanden, trotzdem erscheint eine Fehlermeldung.
  Hier kann es sein, dass der Heizvorgang zu früh gestartet wurde. Es empfiehlt sich daher, bevor validiert (d. h. der Heizvorgang gestartet) wird, so lange den Fußschalter zu betätigen, bis Wasser vorne aus dem Handstück spritzt, dann erst sollte mit der Validierung bzw. dem Heizvorgang begonnen werden.

3.4 Allgemeine Empfehlungen für die Behandlung mit thermischen Kathetern

Karsten Hartmann

- Treten **Probleme beim Vorschieben des Katheters** auf (z. B. durch einen leicht geschlängelten Verlauf der Vene oder Hängenbleiben des Katheters in einer Venenklappe), empfiehlt sich folgendes Vorgehen:
  1. Aufsuchen der Stelle mit dem Ultraschall, Kompression der Vene mit dem Ultraschallkopf, dabei den Katheter zurück- und wieder vorschieben.
  2. Mit der Hand von außen die Haut straffen (und damit die Vene geradeziehen) oder den Katheter von außen mit der Hand in die richtige Richtung schieben.
  3. Eine zweite Punktion oberhalb der nicht passierbaren Stelle vornehmen.

> **CAVE**
> Bei allen Methoden ist sorgfältig darauf zu achten, dass durch diese Manöver die Vene nicht perforiert wird.

- Die **Katheterspitze kann in der Crosse duplexsonografisch nicht dargestellt werden.** Hier liegt der Katheter oft an der Venenwand an und kann mit minimalen Kippbewegungen des Ultraschallkopfes im Längsschnitt dargestellt werden. Die Position der Katheterspitze sollte immer auch duplexsonografisch im Querschnitt gegenkontrolliert werden, da die Katheterspitze im Längsschnitt nicht immer einwandfrei dargestellt werden kann.

3.4 Allgemeine Empfehlungen für die Behandlung mit thermischen Kathetern

- Es sollte immer eine **Lagekontrolle des gesamten Katheters** durchgeführt werden, um ein Abgleiten des Katheters in nicht zu behandelnde (z. B. tiefe) Venen zu vermeiden.
- Falls eine **zweite Punktion erforderlich** ist (z. B. weil sich der Katheter nicht vorschieben lässt oder eine zweite Vene punktiert wird [z. B. die V. saphena accessoria anterior]), empfiehlt es sich, die zweite Punktion vor dem Einspritzen der TLA vorzunehmen und dabei folgendermaßen vorzugehen:
  1. Die Vene wird punktiert und der Führungsdraht eingeführt.
  2. Anschließend wird die TLA bei der ersten Punktionsstelle eingespritzt und die Behandlung durchgeführt.
  3. Danach wird über den schon liegenden Führungsdraht die Schleuse in den nächsten Abschnitt der Vene oder die weitere zu behandelnde Vene eingeführt.
  4. Im Anschluss wird diese behandelt wie beschrieben.
- Läuft eine zu behandelnde Vene **sehr oberflächlich**, ist zu empfehlen, ausreichend TLA unter die Haut einzuspritzen, um den Abstand der Vene zur Hautoberfläche auf 1–2 cm zu erhöhen und damit das Risiko von Hyperpigmentierungen zu minimieren sowie Verbrennungen zu verhindern. (Bei Verwendung von kalter TLA kann der Abstand der Vene zur Hautoberfläche auch geringer sein.)

Bei der Behandlung der **V. saphena magna**, welche normalerweise bis zum distalen Insuffizienzpunkt behandelt werden sollte, ist Folgendes zu berücksichtigen:
- Es sollte maximal bis zur Unterschenkelmitte behandelt werden, nicht weiter distal, da sonst die Gefahr von Nervenläsionen drastisch zunimmt.
- Ist die V. saphena magna ab der Mitte des Unterschenkels nach distal weiter insuffizient, kann dort in gleicher Sitzung oder zu einem späteren Zeitpunkt eine Schaumsklerosierung erfolgen.

Weiterhin ist zu beachten:
- Der Seitenastabgang am distalen Insuffizienzpunkt sollte, wenn möglich, mitbehandelt werden. Dafür muss die Katheterspitze am Ende der Behandlung so positioniert werden, dass der Abgang thermisch mitverschlossen wird.
- Um bessere Langzeitergebnisse zu erzielen, können die akzessorischen Gefäße mit den thermischen Kathetern mitbehandelt werden. Bei insuffizienten akzessorischen Venen sollte dabei der komplette, gerade verlaufende Anteil mit dem Venenkatheter behandelt werden, bei suffizienten akzessorischen Venen erfolgt die Behandlung nur im Crossenbereich, sobald diese Venen einen Durchmesser von > 3 mm aufweisen und gerade verlaufen. Dadurch kann eventuell das Risiko eines späteren Rezidivs über eine akzessorische Vene verhindert werden (Hinweise zur Behandlung von Seitenästen s. Abschnitt 3.1.1).
- Besteht eine inkomplette Stammvarikose der V. saphena magna (z. B. eine Dodd-Perforansveneninsuffizienz oder eine Pudenda-Varikose mit inkompletter Stammvarikose der V. saphena magna), so kann der endovenöse Katheter auch nur bis zum Beginn der Magna-Insuffizienz vorgeschoben werden. Damit erfolgt auch nur die Behandlung des insuffizienten inkompletten Magna-Abschnitts. Der proximale suffiziente Magna-Abschnitt wird somit verschont und bleibt erhalten.

Bei der Behandlung der **V. saphena parva** ist Folgendes zu beachten:
- Es sollte maximal bis zur Wadenmitte behandelt werden, da weiter distal die Gefahr einer Läsion des N. suralis drastisch zunimmt.
- Ist die V. saphena parva ab der Wadenmitte nach distal weiter insuffizient, kann dort in gleicher Sitzung oder zu einem späteren Zeitpunkt eine Schaumsklerosierung erfolgen.

Literatur

Badham GE, Strong SM, Whiteley MS. An in vitro study to optimise treatment of varicose veins with radiofrequency-induced thermo therapy. Phlebology 2015; 30: 17–23.

Camci M, Harnoss B, Akkersdijk G. Effectiveness and tolerability of bipolar radiofrequency-induced thermotherapy for the treatment of incompetent saphenous veins. Phlebologie 2009; 38: 5–11.

Doganci S, Demirkilic U. Comparison of 980 nm Laser and Bare-tip Fibre with 1470 nm Laser and Radial Fibre in the Treatment of Great Saphenous Vein Varicosities: A Prospective Randomised Clinical Trial. Eur J Vasc Endovasc Surg 2010; 40: 254–9.

Hartmann K. Interventionelle Therapie der Varikosis mit hocherhitztem Dampf. Phlebologie 2011a; 40: 31–2.

Hartmann K. Tipps und Tricks bei der VNUS-Closure-Fast-Therapie der Varikosis. Phlebologie 2011b; 40: 221.

Malskat WS, Stokbroekx MA, van der Geld CW, Nijsten TE, van den Bos RR. Temperature profiles of 980- and 1,470-nm endovenous laser ablation, endovenous radiofrequency ablation and endovenous steam ablation. Lasers Med Sci 2014; 29: 423–9.

Milleret R, Huot L, Nicolini P, Creton D, Roux AS, Decullier E, Chapuis FR, Camelot G. Great saphenous vein ablation with steam injection: results of a multicentre study. Eur J Vasc Endovasc Surg 2013; 45: 391–6.

Newman JE, Meecham L, Walker, RJ, Nyamekye IK. Optimising treatment parameters for Radiofrequency Induced Thermal Therapy (RFiTT): a comparison of the manufacturer's treatment guidance with a locally developed treatment protocol. Eur J Vasc Endovasc Surg 2014; 47: 664–9.

Pannier F, Rabe E, Maurins U. First results of a new 1470-nm diode laser for endovenous ablation of incompetent saphenous veins. Phlebology 2009; 24: 26–30.

Pannier F, Rabe E, Rits J, Kadiss A, Maurins U. Endovenous laser ablation of great saphenous veins using a 1470 nm diode laser and the radial fibre – follow-up after six months. Phlebology 2011; 26: 35–9.

Pavlovic MD, Schuller-Petrovic S, Pichot O, Rabe E, Maurins U, Morrison N, Pannier F. Guidelines of the First International Consensus Conference on Endovenous Thermal Ablation for Varicose Vein Disease – ETAV Consensus Meeting 2012. Phlebology 2014. [Epub ahead of print] DOI:10.1177/0268355514524568.

Proebstle TM, Moehler T, Gül D, Herdemann S. Endovenous treatment of the great saphenous vein using a 1,320 nm Nd:YAG laser causes fewer side effects than using a 940 nm diode laser. Derm Surg 2005; 31: 1678–83.

Proebstle TM, Alm J, Göckeritz O, Wenzel C, Noppeney T, Lebard C, Pichot O, Sessa C, Creton D; European Closure Fast Clinical Study Group. Three-year European follow-up of endovenous radiofrequency-powered segmental thermal ablation of the great saphenous vein with or without treatment of calf varicosities. J Vasc Surg 2011; 54: 146–52.

Proebstle TM, Alm J, Göckeritz O, Wenzel C, Noppeney T, Lebard C, Pichot O, Sessa C, Creton D, Pichot O. Five-year results from the prospective European multicentre cohort study on radiofrequency segmental thermal ablation for incompetent great saphenous veins. Br J Surg 2015; 102(3): 2012–8.

Schwarz T, von Hodenberg E, Furtwangler C, Rastan A, Zeller T, Neumann FJ. Endovenous laser ablation of varicose veins with the 1470-nm diode laser. J Vasc Surg 2010; 51: 1474–8.

Tesmann JP, Greiner A, Hartmann K, Hausmann F, Lahl W, Mütsch F, Rass K, Schulze K, Steffen HP, Zierau U, Camci M. 1. Hamburger Konsensustreffen zur radiofrequenzinduzierten Thermotherapie (RFITT) 2011.

van den Bos R, Neumann M, de Roos K-P, Nijsten T. Endovenous laser ablation-induced complications: review of the literature and new cases. Derm Surg 2009; 35: 1206–14.

van den Bos RR, Milleret R, Neumann M, Nijsten T. Proof-of-principle study of steam ablation as novel thermal therapy for saphenous varicose veins. J Vasc Surg 2011; 53: 181–6.

4 Endovenöse nicht-thermische Katheterverfahren

Karsten Hartmann

Zu den Verfahren, welche die Vene nicht durch Hitze verschließen, gehören die mechano-chemische Ablation (**ClariVein**©) und das **VenaSeal**©-Verfahren. Die mechano-chemische Ablation verschließt die Vene mittels einer Kombination aus Mechanik und Verödung, das VenaSeal©-Verfahren verklebt die Vene mit einer Art „Sekundenkleber". Der Körper resorbiert dann über einen längeren Zeitraum (wie auch bei den thermischen Verfahren) die betroffene Vene. Beim VenaSeal©-Verfahren könnten Reste des Klebers wahrscheinlich noch sehr lange histologisch nachgewiesen werden; die Gefahr von Fremdkörpergranulomen scheint aber bisher, solange der Kleber intravasal verbleibt, nicht existent zu sein.

Tabelle 4-1 gibt einen Überblick über die Vor- und Nachteile der nicht-thermischen Verfahren.

Tab. 4-1 Vor- und Nachteile nicht-thermischer Verfahren

Vorteile	Nachteile
• Es treten keine Nervenläsionen auf, die V. saphena magna und parva können bis zum distalen Insuffizienzpunkt behandelt werden, auch wenn dieser am distalen Unterschenkel liegt. • Da keine Hitze appliziert wird, wird auch keine Tumeszenzlokalanästhesie benötigt.	• Bisher werden diese Verfahren bei den IV-Verträgen mit den gesetzlichen Krankenkassen nicht akzeptiert. • Es liegen bislang nur wenige Studien zu nicht-thermischen Verfahren vor.

Weiterhin gilt für die nicht-thermischen Verfahren in einigen Punkten das Gleiche wie für die thermischen:

- Um bessere Langzeitergebnisse zu erzielen, können die akzessorischen Gefäße auch mit den nicht-thermischen Kathetern mitbehandelt werden. Bei insuffizienten akzessorischen Venen sollte dabei der komplette, gerade verlaufende Anteil mit dem Venenkatheter behandelt werden, bei suffizienten akzessorischen Venen erfolgt die Behandlung nur im Crossenbereich, sobald diese Venen einen Durchmesser von > 3 mm aufweisen und gerade verlaufen. Dadurch kann eventuell das Risiko eines späteren Rezidivs über eine akzessorische Vene verhindert werden (Hinweise zur Behandlung von Seitenästen s. Kapitel 3.1.1).
- Besteht eine inkomplette Stammvarikose der V. saphena magna (z. B. eine Dodd-Perforansvenensinsuffizienz oder eine Pudenda-Varikose mit inkompletter Stammvarikose der V. saphena magna), so kann der endovenöse Katheter auch nur bis zum Beginn der Magna-Insuffizienz vorgeschoben werden. Damit erfolgt auch nur die Behandlung des insuffizienten inkompletten Magna-Abschnitts. Der proximale suffiziente Magna-Abschnitt wird somit verschont und bleibt erhalten.
- Es muss immer eine Lagekontrolle des gesamten Katheters durchgeführt werden.

4.1 Mechano-chemische Ablation

Bei der mechano-chemischen Ablation (internationale Abkürzung: MOCA™) mit dem **ClariVein**©-Verfahren handelt es sich um eine nicht-thermische **Katheterverödung**, die mechanisch funktioniert. Die abgeknickte Spitze des Katheters rotiert mit ca. 3500 Umdrehungen/min und führt somit zu einem Vasospasmus der Vene (▶ Abb. 4-1). Das gleichzeitig über diesen Katheter kurz unterhalb der rotierenden Spitze injizierte Verödungsmittel wird durch die Rotation gleichmäßig in der Vene verteilt und in die Venenwand eingebracht. Durch die mechanische Reizung werden ein Vasospas-

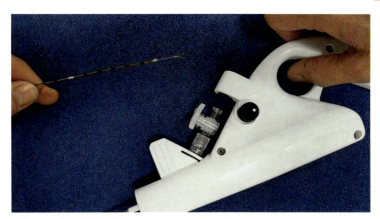

Abb. 4-1 ClariVein©-Kathetersystem mit rotierender Spitze

mus und Mikrotraumata der Gefäßwand erzeugt. Hierdurch können große Stammvenen mit relativ niedrig dosiertem Polidocanol verschlossen werden. Durch diese Funktionsweise ist das Auftreten von Verbrennungen und Nervenläsionen ausgeschlossen (Elias u. Raines 2012; van Eekeren et al. 2011).

! Der Venenverschluss bei der mechano-chemischen Ablation wird durch Mikrotraumata der Gefäßinnenwand und den gleichzeitigen Einsatz von Verödungsmitteln erreicht.

Zum Einsatz an einem größeren Patientengut kam die ClariVein©-Methode bisher vorwiegend in Holland. Dort wurde zu Beginn die Therapie der Stammvenen mit 1,5%igem flüssigem Aetoxysklerol® durchgeführt. Dies führte jedoch zu keinen befriedigenden Ergebnissen, da die Mündungsregion oft über 4–5 cm offen blieb. Ein eigenes Schema mit 1%igem Schaum, appliziert über den Katheter in die Mündungsregion und die proximalen 5 cm, im Verlauf dann 1,5%iges flüssiges Aetoxysklerol®, ergab schon bessere Ergebnisse mit nur kurzen Crossenstümpfen (< 1,5 cm im Durchschnitt) (Hartmann 2011). Derzeit wird wieder flüssiges Aetoxysklerol® in höherer Dosierung appliziert; die Berichte aus Holland sind vielversprechend, aber ob die Dosisfindung damit abgeschlossen ist, bleibt noch abzuwarten. Die 6-Monats-Verschlussraten liegen derzeit bei 94 % (Bishawi et al. 2013), die 1-Jahres-Verschlussraten der V. saphena parva ebenfalls bei 94 % (Boersma et al. 2013).

Die Verschlussraten sind sicherlich derzeit etwas niedriger im Vergleich zu den thermischen Verfahren, allerdings berichten die Patienten nach der Behandlung und in den darauffolgenden Tagen über fast keine Beschwerden. Im Vergleich zu den thermischen Verfahren (hier die Radiofrequenz) kam es zu signifikant weniger postoperativen Schmerzen und einer schnelleren Rückkehr zu normaler körperlicher Aktivität sowie zu kürzeren Arbeitsunfähigkeitszeiten (van Eekeren et al. 2013).

4.1.1 Leitfaden für die Behandlung

Generelle Durchführung

1. Die Vene wird mit einer 18G-Venenverweilkanüle unterhalb des unteren Insuffizienzpunktes ultraschallgesteuert punktiert (► Abb. 4-2) (Tipps zur Punktion s. Kapitel 2.7).
2. Der ClariVein©-Katheter wird über die Venenverweilkanüle eingeführt (es wird keine Schleuse benötigt) und bis zur Crosse vorgeschoben (► Abb. 4-3a und b).
3. Durch Einrasten in den Handgriff wird der ClariVein©-Katheter aktiviert und dadurch auch vollständig ausgefahren (► Abb. 4-4a und b). Der nun vollständig ausgefahrene ClariVein©-Katheter wird vor der Crosse positioniert (s. u.) (► Abb. 4-5).

> **CAVE**
> Den Katheter nicht zu früh einrasten und ausfahren, da die Sondenspitze leicht abknicken kann, falls der Katheter im ausgefahrenen Zustand über die Venenverweilkanüle eingeführt oder in der Vene vorgeschoben wird.

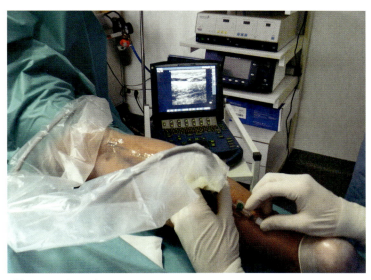

Abb. 4-2 Punktion der Vene

4. Anschließend wird der Motor aktiviert (Katheterspitze rotiert mit 3 500 U/min) und der Katheter wird mit einer Geschwindigkeit von ca. 5 s/cm langsam zurückgezogen. Dabei wird über den Katheter kontinuierlich flüssiges Verödungsmittel (Aethoxysklerol®) injiziert (▶ Abb. 4-6). Tabelle 4-2 gibt einen Überblick über die theoretisch benötigte Aetoxysklerol®-Menge pro Zentimeter. Eine exakte Abgabe dieser genauen Menge ist natürlich nicht möglich, da von Hand injiziert und zurückgezogen wird. Allerdings geben die Volumenzahlen einen Anhaltspunkt, wie viel Milliliter 2%iges Aetoxysklerol® benötigt wird, um eine Vene von 15–50 cm Länge zu behandeln. Dabei ist auch auf die körpergewichtsadaptierte Maximaldosis des Verödungsmittels zu achten (▶ Tab. 4-3).

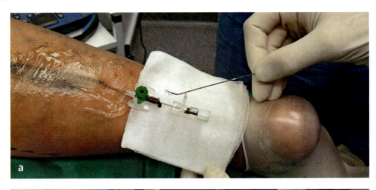
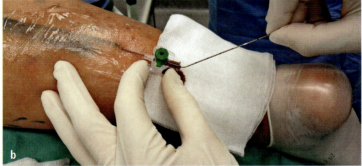
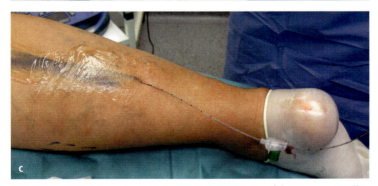

Abb. 4-3 a, b Einführen des Katheters. **c** Katheter ist eingeführt, Venenverweilkanüle wurde entfernt.

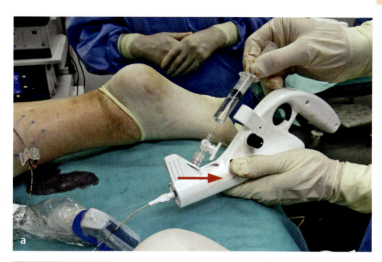

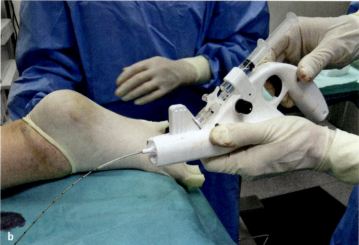

Abb. 4-4 Einrasten (und damit Aktivierung) des Katheters in Pfeilrichtung (**a**) und Einsetzen der Spritze mit flüssigem Aetoxysklerol® (**b**)

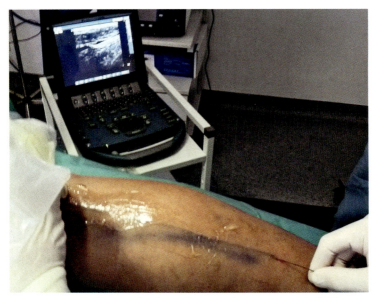

Abb. 4-5 Kontrolle der Lage des abgewinkelten Katheters im Ultraschallbild

5. Gegen Anfang oder Mitte der Behandlung wird die Venenverweilkanüle aus der Haut entfernt (sie bleibt dann am Katheter hängen) (▶ Abb. 4-3c).
6. Erscheint eine weiße Markierung auf dem Katheter (▶ Abb. 4-7), wird die Behandlung nach 1–2 cm beendet und der Katheter am Handgriff wieder „entrastet" (▶ Abb. 4-8a). Dadurch wird die Katheterspitze wieder eingefahren und der Katheter lässt sich schmerzfrei entfernen (▶ Abb. 4-8b).

4.1 Mechano-chemische Ablation

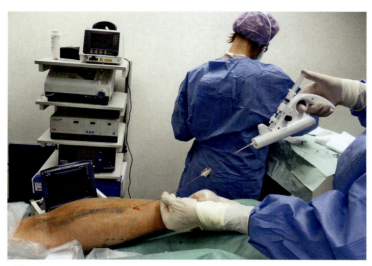

Abb. 4-6 Beginn der Behandlung. Katheter gerade zurückziehen, nicht biegen!

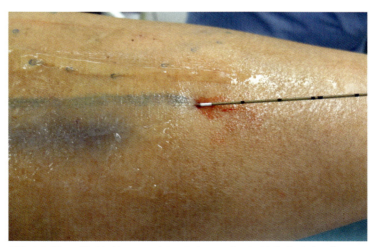

Abb. 4-7 Die weiße Markierung auf dem Katheter zeigt das Ende der Behandlung an.

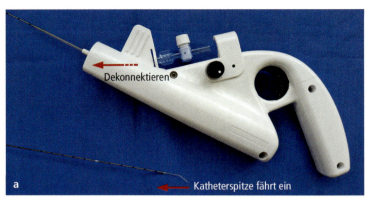
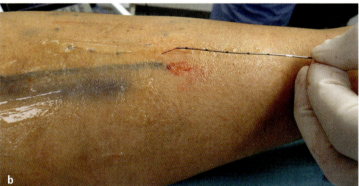

Abb. 4-8 Der Katheter wird von der Motoreinheit dekonnektiert und die Spitze fährt ein (**a**), anschließend wird der Katheter entfernt (**b**).

4.1 Mechano-chemische Ablation

Tab. 4-2 Benötigte Menge an 2%igem Aetoxysklerol® (pro Zentimeter Vene)

Länge (cm)	15		20		25		30		35		40		45		50	
Durchmesser (mm)	IR (ml/cm)	Volumen (ml)	IR (ml/cm)	Volumen (ml)	IR (ml/cm)	Volumen (ml)	IR (ml/cm)	Volumen (ml)	IR (ml/cm)	Volumen (ml)	IR (ml/cm)	Volumen (ml)	IR (ml/cm)	Volumen (ml)	IR (ml/cm)	Volumen (ml)
3	0,08	1	0,08	2	0,08	2	0,08	2	0,08	3	0,08	3	0,08	3	0,08	3
4	0,11	2	0,11	2	0,11	3	0,11	3	0,11	4	0,11	4	0,11	4	0,11	5
5	0,14	2	0,14	3	0,14	3	0,14	4	0,14	5	0,14	6	0,14	6	0,14	7
6	0,17	3	0,17	3	0,17	4	0,17	5	0,17	6	0,17	7	0,17	8	0,15	8
7	0,20	3	0,20	4	0,20	5	0,20	6	0,20	7	0,19	8	0,17	8	0,15	8
8	0,23	4	0,23	5	0,23	6	0,23	7	0,21	8	0,19	8	0,17	8	0,15	8
9	0,27	4	0,27	5	0,27	7	0,25	8	0,21	8	0,19	8	0,17	8	0,15	8
10	0,30	4	0,30	6	0,30	7	0,25	8	0,21	8	0,19	8	0,17	8	0,15	8
11	0,33	5	0,33	7	0,30	8	0,25	8	0,21	8	0,19	8	0,17	8	0,15	8
12	0,36	5	0,36	7	0,30	8	0,25	8	0,21	8	0,19	8	0,17	8	0,15	8
13	0,39	6	0,38	8	0,30	8	0,25	8	0,21	8	0,19	8	0,17	8	0,15	8

Katheter-Füllvolumen beachten und zusätzlich 1 ml Aethoxysklerol® zu oben aufgeführter Menge addieren. Aethoxysklerol®-Beipackzettel beachten. Tageshöchstmenge nicht überschreiten. IR = Infusionsrate

Tab. 4-3 Aethoxysklerol®-Dosierung pro kg Körpergewicht

Körpergewicht (kg)	1 %: 1 ml/10 mg		1,5 %: 1 ml/15 mg		2 %: 1 ml/20 mg	
	mg max.	ml	mg max.	ml	mg max.	ml
50	100	10	100	6,6	100	5
55	110	11	110	7,3	110	5,5
60	120	12	120	8	120	6
65	130	13	130	8,6	130	6,5
70	140	14	140	9,3	140	7
75	150	15	150	10	150	7,5
80	160	16	160	10,6	160	8
85	170	17	170	11,3	170	8,5
90	180	18	180	12	180	9
95	190	19	190	12,6	190	9,5
100	200	20	200	13,3	200	10
105	210	21	210	14	210	10,5
110	220	22	220	14,6	220	11
115	230	23	230	15,3	230	11,5
120	240	24	240	16	240	12

Aethoxysklerol®-Beipackzettel beachten. Tageshöchstmenge nicht überschreiten.

Spezielle Durchführung

Behandlung der Stammvenen (Vena saphena magna, Vena saphena parva)

Die Positionierung des ausgefahrenen ClariVein©-Katheters erfolgt duplexsonografisch direkt an der saphenofemoralen oder saphenopoplitealen Mündung. Dabei braucht es einen in der Duplexsonografie erfahrenen Anwender, um die kleine Kugel am Ende des Katheters duplexsonografisch darzustellen. Da das Einspritzen des Aetoxysklerol® 3 cm unterhalb der Katheterspitze erfolgt, kann der ClariVein©-Katheter direkt an der Mündung platziert werden (▶ Abb. 4-9).

⮕ Video 4-1: ClariVein©-Behandlung eines Parva-Rezidivs und einer Vena-saphena-parva-Varikose (Dauer: ca. 19 Minuten)

www.schattauer.de/index.php?id=5096

Folgendes Vorgehen wird bei der Behandlung von Stammvenen mit dem ClariVein©-Katheter derzeit empfohlen:
- Verwendung von 2%igem flüssigem Aetoxysklerol® für den gesamten zu behandelnden Venenbereich (körpergewichtsadaptiert)

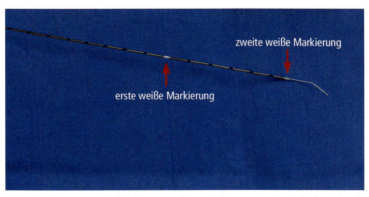

Abb. 4-9 Die erste weiße Markierung auf dem Katheter zeigt das Ende der Behandlung an. An der zweiten weißen Markierung tritt das Aetoxysklerol® aus.

- Bei der Behandlung der V. saphena magna kann im Crossenbereich 3%iges flüssiges Aetoxysklerol® eingesetzt werden, vor allem, wenn größere Venendurchmesser vorliegen. Im weiteren Venenverlauf dann wieder 2%iges flüssiges Aetoxysklerol®.

Das ClariVein©-Verfahren eignet sich sehr gut zur Behandlung der V. saphena parva, da keine Nervenläsionen auftreten. Auch bei älteren, multimorbiden Patienten, bei denen eine Behandlung der Stammvarikose sinnvoll erscheint, bietet sich das ClariVein©-Verfahren an, da zusätzlich auch keine Tumeszenzlokalanästhesie benötigt wird und die Sondenkosten derzeit noch deutlich unter denen des VenaSeal©-Verfahrens liegen.

Behandlung von Seitenästen, Sonderformen und Varianten

Anstelle von flüssigem Verödungsmittel kann auch Schaum über den ClariVein©-Katheter injiziert werden. Bei Behandlung der V. saphena parva kann dies von Vorteil sein, wenn zusätzlich eine geschlängelte insuffiziente Giacomini-Anastomose oder ein Parva-Rezidiv mit geschlängeltem Crossenkonvolut vorliegt. Dann wird zunächst Schaum über den ClariVein©-Katheter in die Giacomini-Vene oder das Crossenkonvolut injiziert (► Abb. 4-10). Im Anschluss wird dann flüssiges Verödungsmittel verwendet, der Motor des Katheters gestartet und die restliche Stammvene nach dem offiziellen Schema (s. o.) behandelt.

Da der ClariVein©-Katheter eine abgeknickte Spitze besitzt, lässt sich dieser als einziger endovenöser Katheter auch durch kurvige Venenabschnitte und in abgehende Seitenäste vorschieben. Hierbei wird duplexsonografisch die Katheterspitze aufgesucht und dann der Katheter vorgeschoben. Die OP-Assistenz dreht dabei nach Ansage des Operateurs das Ende des Katheters mit der Motoreinheit. Auf diese Weise kann der Katheter dann um Kurven manövriert werden.

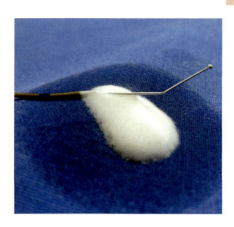

Abb. 4-10 Schaumaustritt aus der ClariVein©-Katheterspitze

4.1.2 Problembehandlung

- Gerade beim Erlernen dieser Methode kann es bedingt durch zu schnelles Einspritzen von Aetoxysklerol® zu einem höheren Bedarf an dem Mittel kommen (z. B. ist das gesamte zuvor bereitgestellte Aetoxysklerol® schon aufgebraucht, die Vene aber noch nicht zu Ende behandelt). Damit steigt die Gefahr einer Überdosierung mit Aetoxysklerol®, was sich beim Patienten häufig darin zeigt, dass er anfangs über einen metallischen Geschmack im Mund berichtet. Weiterhin kann Herzrasen bis hin zum Schock auftreten. Daher empfiehlt es sich, beim Erlernen der Methode „Trockenübungen" durchzuführen, denn das langsame Zurückziehen des Katheters und die gleichzeitige Injektion des Verödungsmittels muss geübt sein.
- Lässt sich der Katheter nicht vorschieben, ist ein Drehen der abgeknickten Spitze hilfreich, sodass er sogar gut durch stärker geschlängelte Venenverläufe vorgeschoben werden kann (s. o.).

- Beim Zurückziehen des Katheters ist darauf zu achten, dass dieser nicht gebogen wird, um die Katheterrotation nicht zu beeinträchtigen.
- Beim Zurückziehen des Katheters kann sich die Sondenspitze in einem abgehenden Seitenast oder an einer Klappe verhaken. Dies erkennt man an dem plötzlich abnehmenden Ton der Motoreinheit. In diesem Fall sollte der Motor abgestellt und die Katheterspitze mit einem kurzen, kräftigen Ruck nach distal wieder von der Vene gelöst werden. Der Patient wird am besten darauf hingewiesen, dass er jetzt einen kurzen Schmerzreiz verspüren wird. Alternativ kann auch eine kleine Lokalanästhesie an der verhakten Sondenspitze vorgenommen werden, bevor diese mit einem Ruck befreit wird.
- Es existieren ClariVein©-Katheter von 40 und 60 cm Länge. Bei längeren zu behandelnden Venen muss eine zweite Punktion erfolgen.

4.1.3 Kathetergestützte Schaumsklerotherapie

Die kathetergestützte Schaumsklerotherapie ist eine weitere Möglichkeit zum Verschließen von Stammvenen. Siehe dazu Kapitel 6.

4.2 Venenkleber VenaSeal©

Jens Alm

Das VenaSeal©-Closure-System zur Behandlung der refluxiven Stammvene ist das jüngste System, das zur endovaskulären Behandlung der Stammvarikose zur Verfügung steht. Es muss sich mit den auf dem Markt befindlichen Systemen messen und gleich gute, wenn nicht gar bessere Ergebnisse liefern. Es ist auch das teuerste Verfahren und wird nicht immer von den privaten Krankenkassen übernommen. Der Patient muss in der Regel immer eine nicht unerhebliche Eigenleistung beisteuern. Entsprechend hoch ist daher die Erwartungshaltung der Patienten, was den Erfolg der Behandlung angeht.

> Beim VenaSeal©-Verfahren wird die Vene nach intravasaler Applikation des Klebers durch manuellen Druck von außen verschlossen (d. h. verklebt).

Die Anwendung des VenaSeal©-Closure-Systems der Firma Sapheon™ erlaubt eine Behandlung ohne Tumeszenzlokalanästhesie oder Allgemeinnarkose. Komplikationen wie Nervenverletzungen oder Hämatombildungen kommen nicht vor. Sofort nach der Behandlung kann der Patient seinen täglichen Aktivitäten nachgehen, arbeiten, Sport treiben und eigenständig ein Verkehrsmittel führen; auch eine Kompressionstherapie ist nicht erforderlich.

Die bislang publizierten Studiendaten nach Anwendung des Venenklebers zeigen gute Ergebnisse. Diese variieren in der europäischen Multicenterstudie zwischen 94 und 100 % (Proebstle et al. 2013). Die eigenen Ergebnisse liegen nach 6 Wochen bei 94 % Okklusionsrate und nach einem Jahr bei 93 %. Die derzeit laufende FDA-Zulassungsstudie (VeClose) weist nach 3 Monaten eine Verschlussrate von 98,9 % auf (Pronk et al. 2010).

Der VenaSeal©-Cyanoacrylat-Gewebekleber (Vbond™) der Firma Sapheon™ ist in Europa seit September 2011 zur Behandlung der Stammvarikose zugelassen und hat im Februar 2015 in den USA die FDA-Zulassung erhalten.

Der Cyanoacrylatkleber kommt in der Medizin seit vielen Jahren zum Einsatz (Min et al. 2012; Almeida et al. 2011; Lawson et al. 2013). In den letzten 50 Jahren wurde der Cyanoacrylatkleber bei Augenoperationen zur Blutstillung, bei Zahneingriffen, bei Wundklebungen im dermatologischen Bereich und zur Blutstillung bei chirurgischen Eingriffen angewendet. Auch intravasal wurde und wird der Cyanoacrylatkleber eingesetzt zur Behandlung von arteriovenösen Malformationen, Varikozelen sowie zur Behandlung eines Endoleaks nach aortalen Stentgraftimplantationen (Linfante u. Wakhloo 2007; Lawson et al. 2013). Über einen kanzerogenen oder mutagenen Effekt des Cyanoacrylats ist in den über 50 Jahren der Anwendung bislang noch nicht berichtet worden (Vinters et al. 1985; Levrier et al. 2003; Lawson et al. 2013).

! Bei dem von der Firma Sapheon™ entwickelten Kleber handelt es sich um ein N-Butyl-Cyanoacrylat mit biokompatiblen Zusätzen.

Diese spezielle Mixtur bringt eine Reihe von Vorteilen mit sich:
- Die Polymerisationszeit wurde herabgesetzt.

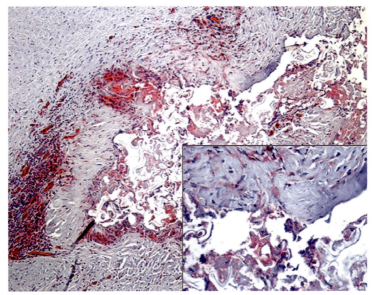

Abb. 4-11 Fehlendes Endothel (11 Monate nach Behandlung)

- Die Viskosität des Klebers wurde erhöht.
- Der Kleber wurde so flexibel und weich gestaltet, dass er vom Patienten oft weder im Ruhezustand noch bei Bewegung wahrgenommen wird.
- Durch die hohe Viskosität ist die Gefahr der Embolisation extrem minimiert, da der Kleber nicht reißt.

All dies sind Voraussetzungen, die eine Anwendung des Klebers in Gefäßen möglich machen (Almeida et al. 2014; Morrison 2014).

Der Kontakt des Gewebeklebers mit anionischen Substanzen wie Blutzellen, dem Gefäßendothel oder dem Blutplasma führt zu einer Polymerisation, die nicht nur das Endothel zerstört (▶ Abb. 4-11), sondern auch die darunter liegende Muscularis (▶ Abb. 4-12). Die

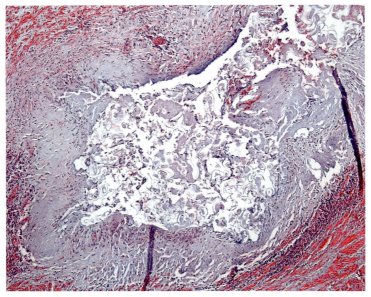

Abb. 4-12 Der Aktinmarker zeigt die fibrotische Muscularis.

in Abbildung 4-12 dargestellte Histologie stammt von einer Patientin, die 11 Monate zuvor mit dem Venenkleber behandelt wurde. Der Vorgang der Polymerisation führt histologisch immer zu einer inflammatorischen Reaktion sowohl der Gefäßwand als auch des umliegenden Gewebes mit Einwanderung von Lymphozyten (▶ Abb. 4-13) und Makrophagen. Im Verlauf der Organisation kommt es intraluminal zur Einwanderung von Fibroblasten, die für einen bindegewebigen Umbau der Vene sorgen. Histologische Schnitte nach 11 Monaten zeigen zudem eine deutliche Einwanderung auch von Makrophagen in das Lumen (▶ Abb. 4-14).

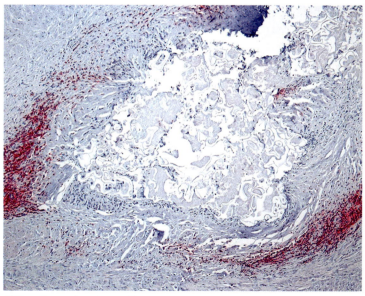

Abb. 4-13 Lymphozytäres Infiltrat

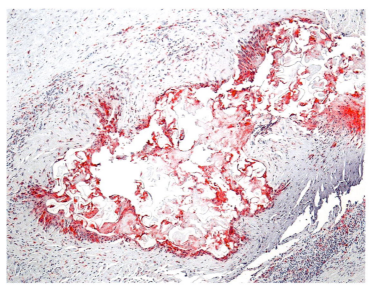

Abb. 4-14 CD68-Markierung der Makrophagen, die den Kleber zersetzen (11 Monate nach Behandlung)

4.2.1 Leitfaden für die Behandlung

Generelle Durchführung

1. Vorbereiten des VenaSeal©-Katheters:
   - Das VenaSeal©-Kit beinhaltet:
     - eine Flasche mit 5 ml Kleber
     - 2 Spritzen mit 2 entsprechenden Kanülen
     - eine Schleuse (86 cm Länge)
     - einen Führungsdraht 0,035 (180 cm Länge)
     - eine Klebepistole
     - den Klebekatheter (91,8 cm Länge). Dieser ist innen spezialbeschichtet und hat in seiner Wand 6 luftgefüllte Kanäle

(▶ Abb. 4-15). Dies erlaubt eine genaue Detektion des Katheters bei Platzierung unter Sonografiekontrolle im Querschnitt (▶ Abb. 4-16).
- Die Schleuse und die Garage des Führungsdrahtes werden mit physiologischer Kochsalzlösung gespült.

CAVE
Der Klebekatheter darf nicht gespült werden!

- Der Kleber wird dann mit der Kanüle in die beiliegende Spritze aufgezogen. Die Spritze wird daraufhin mit dem Klebekatheter verbunden und der Kleber in den Klebekatheter einge-

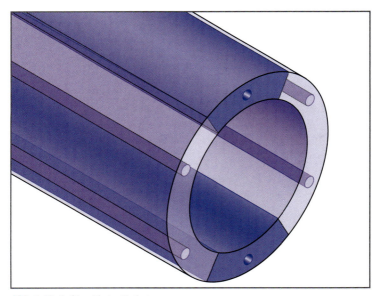

Abb. 4-15 Luftkanäle im Katheter

geben. Dieser sollte zunächst nur bis 10 cm unterhalb der Spitze gefüllt werden. Danach wird die restliche in der Flasche befindliche Menge in die Spritze aufgezogen, sodass nun das Gesamtvolumen des vorhandenen Klebers zur Verfügung steht. Die Spritze wird mit der Klebepistole konnektiert (▶ Abb. 4-17). Durch Drücken des Auslösers wird zunächst der Stempel der Pistole zur Spritze geführt. Durch jedes weitere Herunterdrücken des Auslösers gelangt eine definierte Menge von 0,10 ml Kleber in den Katheter. 3 cm unterhalb der Spritze befindet sich auf dem Klebekatheter ein Marker (▶ Abb. 4-18). Bis zu dieser Position wird der Katheter gefüllt.
2. Die Vene wird mit einer 18G-Venenverweilkanüle unterhalb des unteren Insuffizienzpunktes ultraschallgesteuert punktiert (Tipps zur Punktion s. Kapitel 2.7).

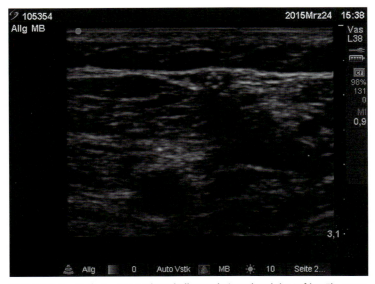

Abb. 4-16 Der Katheter ist im Ultraschallquerschnitt anhand der Luftkanäle gut zu detektieren.

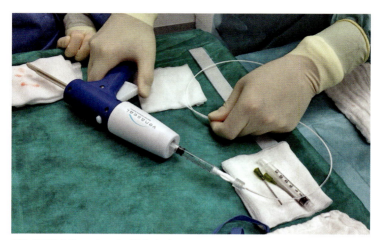

Abb. 4-17 Präparation des Klebekatheters

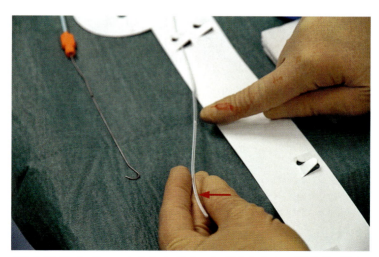

Abb. 4-18 Marker 3 cm unterhalb der Spitze des Klebekatheters (Pfeil). Der Kleber wurde bis ca. 10 cm unterhalb der Katheterspitze eingefüllt (Finger zeigt auf das Kleberende).

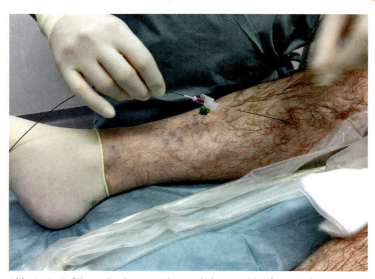

Abb. 4-19 Einführen des langen Führungsdrahtes und Entfernung der Venenverweilkanüle

3. Über die Venenverweilkanüle wird in Seldinger-Technik der lange Führungsdraht vorgeschoben (▶ Abb. 4-19).
4. Anschließend erfolgt eine kleine Schnitterweiterung an der Punktionsstelle und die Schleuse wird über den Führungsdraht eingeführt und im Bereich der Crosse platziert (s. u.) (▶ Abb. 4-20).
5. Nun werden Führungsdraht und Dilatator entfernt (▶ Abb. 4-21).
6. Es ist notwendig, die Schleuse mit einer Spritze mit Kochsalzlösung zu blocken, da die Schleuse keine Membran besitzt, die das Ausströmen von Blut verhindert.
7. Die Schleuse wird ultraschallgesteuert vor der Crosse platziert (s. u.).
8. Der Klebekatheter wird durch die Schleuse eingeführt (▶ Abb. 4-22a und b).

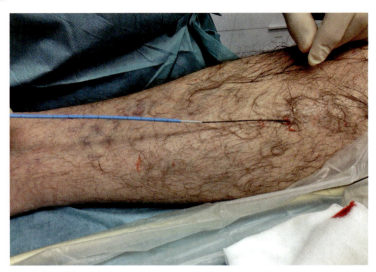

Abb. 4-20 Kleine Schnitterweiterung und Einführen der Schleuse

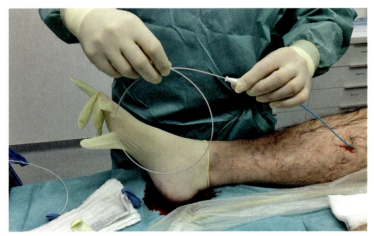

Abb. 4-21 Entfernung von Draht und Dilatator

4.2 Venenkleber VenaSeal©

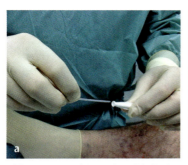
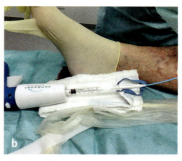

Abb. 4-22 a Einführen des Klebekatheters. **b** Der Klebekatheter wurde eingeführt und mit der Schleuse verbunden.

> **CAVE**
> Der Klebekatheter darf nicht geknickt werden, da es sonst zu einer Verletzung der Katheterinnenschicht mit Verklebung des Lumens kommen kann.

9. Der Klebekatheter ragt 5 cm aus der Schleuse heraus und wird dann ultraschallgesteuert 5 cm vor der tiefen Vene platziert. Erfahrene Anwender können den Katheter auch näher an der tiefen Vene platzieren (empfohlener Mindestabstand: 1,5 cm [eigene Erfahrungen]), jedoch sollte unbedingt darauf geachtet werden, dass der Kleber bei der Behandlung nicht ins tiefe Venensystem einfließt.
10. Der Behandlungstisch wird nur in leichte (5 Grad) Trendelenburg-Lage gekippt.
11. Die Crosse wird dann mit dem Ultraschallkopf quer abgedrückt und 0,10 ml Kleber werden durch Betätigung des Auslösers der Klebepistole eingebracht.

> Es ist wichtig, den Auslöser der Klebepistole für 2–3 sec gedrückt zu halten, damit sich der viskose Kleber aus dem Katheter entwickeln kann.

12. Der Katheter wird dann um 1 cm zurückgezogen und erneut werden 0,10 ml Kleber injiziert. Danach wird der Katheter um 3 cm zurückgezogen und der proximale gerade verklebte Anteil der Vene mit der freien Hand über 3 min komprimiert (▶ Abb. 4-23).
13. Anschließend wird die Katheterspitze ultraschallgesteuert aufgesucht. Durch die Luftröhren im Katheter lässt sich die Spitze sehr leicht detektieren. Hier wird die Vene sodann mit dem Ultraschallkopf wieder quer abgedrückt und es werden erneut 0,10 ml Gewebekleber injiziert. Anschließend wird der Katheter um 3 cm zurückgezogen und mit der Hand dieses Mal über 30 sec komprimiert. Dieser Vorgang wiederholt sich dann bis zur Punktionsstelle.

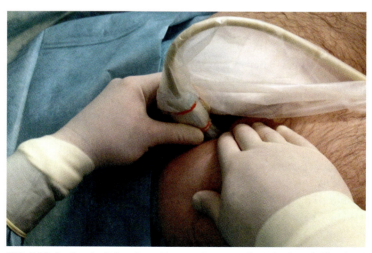

Abb. 4-23 Beginn der Behandlung, Kompression von außen mit Ultraschallkopf und Hand

14. Wenn der Klebekatheter sichtbar wird – dieser ragt um ca. 5 cm aus der Schleuse heraus (▶ Abb. 4-24) –, wird das Kathetersystem mit einem raschen Zug aus der Vene herausgezogen. (Dies ist notwendig, damit der Kleber abreißt und nicht im Bereich der Punktionsstelle platziert wird.)

> **CAVE**
>
> Ein Vorschieben des Klebekatheters direkt in unmittelbare Nähe der saphenofemoralen oder saphenopoplitealen Junktionszone (wie das bei den anderen endovenösen Verfahren – außer beim Heißdampfverfahren! – möglich ist) ist nicht zu empfehlen, da so der Kleber leicht in das tiefe Venensystem gelangen kann.

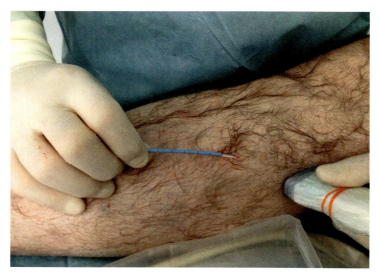

Abb. 4-24 Der Klebekatheter wird sichtbar; damit ist das Ende der Behandlung erreicht.

Spezielle Durchführung

Behandlung der Vena saphena magna

1. Der im VenaSeal©-Kit vorhandene Führungsdraht ist sehr lang und kann in der V. femoralis communis platziert werden.
2. Über den Führungsdraht wird dann die Schleuse eingeführt und an der saphenofemoralen Einmündung platziert.
   Die VenaSeal©-Schleuse ist allerdings gut formstabil, daher kann der Führungsdraht auch nur kurz in die V. saphena magna eingeführt und darüber dann die Schleuse eingebracht werden.
3. Nach Entfernen des Führungsdrahtes und des Dilatators sowie Blocken der Schleuse mit einer Spritze mit Kochsalzlösung wird die Schleuse ultraschallgesteuert 5 cm unterhalb der V. femoralis durch Zurückziehen platziert.
4. Jetzt wird der Klebekatheter durch die Schleuse eingeführt und mit dieser durch ein Luer-Lock-System verschraubt. Der Klebekatheter ragt 5 cm aus der Schleuse heraus und liegt somit jetzt an der saphenofemoralen Einmündung.
5. Nun wird die Schleuse erneut mitsamt dem Klebekatheter zurückgezogen und bis zu 5 cm distal der saphenofemoralen Einmündung platziert.

Nach den Leitlinien der Firma Sapheon™ soll der Klebekatheter 5 cm vor der tiefen Vene zum Liegen kommen. Wenn der Klebekatheter bis zum Marker gefüllt ist, befindet sich der Kleber vor der ersten Freigabe 8 cm vor der V. femoralis communis. Nach Applikation muss er eben diese 8 cm bis zur tiefen Venen zurücklegen, um die Stammvene komplett zu verschließen. Dies wird unter-stützt durch die Trendelenburg-Lagerung. Es gelingt jedoch nicht immer, dies zu erzielen, sodass bei einigen Fällen relativ lange unbehandelte Stümpfe entstehen können, die dann das Auftreten einer Rezidivvarikose im Follow-up begünstigen würden. Um das zu vermeiden, wird erfahrenen Anwendern folgendes Vorgehen empfohlen:

1. Der Patient wird in Rückenlage (nicht in Anti-Trendelenburg-Lagerung) therapiert, der Klebekatheter komplett gefüllt und die Spitze des Katheters lediglich 1,5 cm vor der tiefen Vene platziert.
2. Der Gewebekleber wird daraufhin langsam unter Sicht mit dem Ultraschallgerät appliziert. Man sieht sehr gut, wie er sich aus dem Klebekatheter langsam Richtung V. femoralis communis entwickelt.
3. Auf Höhe der V. epigastrica wird dann die Stammvene durch Druck mit dem Ultraschallkopf von außen komprimiert.
4. Anschließend wird der Katheter noch um 1 cm zurückgezogen und ein zweites Depot Venenkleber gesetzt.
5. Schließlich wird der Katheter nochmals um 3 cm zurückgezo-gen und der behandelte Venenabschnitt über 3 min mit der freien Hand komprimiert. Optimalerweise erfolgt der Verschluss der V. saphena magna dann direkt an der saphenofemoralen Einmündung bzw. an der Einmündung der V. epigastrica (▶ Abb. 4-25).

Für den Anwender stellt sich die Frage, bis zu welchem Maximaldurchmesser die Stammvene mit dem VenaSeal©-Closure-Verfahren therapiert werden kann. Eigene Erfahrungen bestehen bis zu einem Durchmesser von 18 mm bei der Behandlung der V. saphena magna. Der Katheter wird in den großen Segmenten dann nicht 3 cm zurückgezogen, sondern nur 1 cm mit Abgabe von jeweils 0,1 ml Kleber. Man setzt z. B. 3 Klebeportionen ab und komprimiert 3 min von außen, wie in Abbildung 4-26 zu sehen.

> **CAVE**
> Dieses Vorgehen kann zu einem kompletten Verschluss des Gefäßes führen, das Risiko einer Rekanalisation steigt aber ab einem Durchmesser von 10 mm mit zunehmendem Querschnitt.

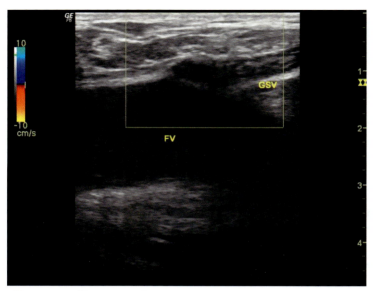

Abb. 4-25 Verschlossene V. saphena magna direkt unterhalb der V. epigastrica

↪ Video 4-2: VenaSeal©-Venenkleber-Behandlung der V. saphena magna (Dauer: ca. 24 Minuten)

www.schattauer.de/index.php?id=5097

Behandlung der Vena saphena parva

- Bei der Behandlung der V. saphena parva empfiehlt es sich, den Führungsdraht in die V. femoropoplitea zu schieben, damit bei der Behandlung der Mündungstrichter der V. saphena parva

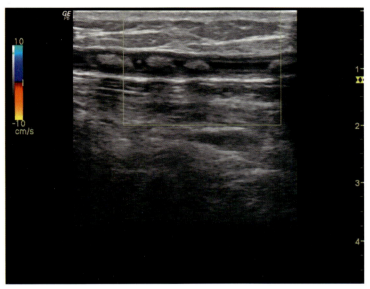

Abb. 4-26 Behandlung großer Venendurchmesser

bündig verschlossen wird. Liegt der Klebekatheter in der V. femoropoplitea, wird er hier nicht 5 cm zurückgezogen, wie das bei Behandlung der Crossenregion der V. saphena magna sonst der Fall ist. Die Abgabe der ersten Kleberration erfolgt in der V. femoropoplitea mit Zurückziehen des Klebekatheters in die V. saphena parva.
- Gelingt dieses Manöver nicht, wird der Führungsdraht in die V. poplitea geschoben. Nach Einsetzen der Schleuse – diese wird dann ebenfalls 5 cm zurückgezogen – wird der Klebekatheter eingesetzt und ebenfalls wie in der V. saphena magna bis 5 cm von der tiefen Vene platziert. Das weitere Vorgehen entspricht dann der Behandlung der V. saphena magna (s. o.).

Behandlung von Seitenästen, Sonderformen und Varianten
Hämodynamisch wirksame, defekte Perforansvenen und Rezidivvarikosen können ebenfalls mit dem Venenkleber therapiert werden. Der Führungsdraht, die Schleuse und der Klebekatheter kommen hier jedoch nicht zum Einsatz. Die zu behandelnden Gefäßabschnitte werden direkt mit Venenverweilkanülen punktiert und der Kleber wird über die Klebepistole mit der konnektierten Klebespritze direkt injiziert. Voraussetzung für diese Behandlung sind entsprechende längere Gefäßsegmente, die im Bereich der Faszie und der tiefen Venen in der Leiste und der Kniekehle mit dem Ultraschallgerät abgeklemmt werden können.

4.2.2 Problembehandlung

- Limitierend ist derzeit die zur Verfügung stehende Klebermenge. Mit dem VenaSeal©-Kit kann zurzeit eine Gesamtvenenlänge von ca. 1 m therapiert werden, was z. B. einer Behandlung der V. saphena magna beidseitig entspricht. Bei Mitbehandlung der akzessorischen Venen (▶ Abb. 4-27) müsste dann gegebenenfalls ein neues Kit geöffnet werden. Erst nach abgeschlossener FDA-Studie in den USA ist es Sapheon™ möglich, Veränderungen am Kit (wie z. B. eine Steigerung der Klebermenge) vorzunehmen.
- Mithilfe des langen Führungsdrahtes können durch Drehen der gebogenen Drahtspitze unter Ultraschallkontrolle leicht geschlängelte Venenverläufe gut gemeistert werden.
- Werden sehr oberflächliche Venenverläufe behandelt, können selten postoperativ schmerzhafte Bereiche entlang der behandelten Vene auftreten. Zur Behandlung und Schmerzbekämpfung eignen sich nichtsteroidale Antiphlogistika.

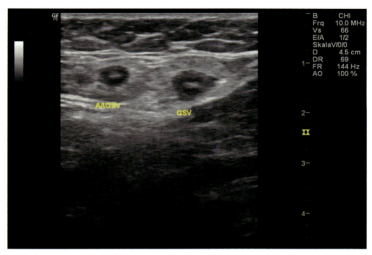

Abb. 4-27 Behandlung der V. saphena accessoria anterior und der V. saphena magna

Literatur

Almeida JI, Min RJ, Raabe R, McLean DJ, Madsen M. Cyanoacrylate adhesive for the closure of truncal veins: 60-day swine model results. Vasc Endovascular Surg 2011; 45: 631–5.

Almeida JI, Javier JJ, Mackay EG, Bautista C, Cher DJ, Proebstle TM. Two-year follow-up of first human use of cyanoacrylate adhesive for treatment of saphenous vein incompetence. Phlebology 2014 [Epub ahead of print].

Bishawi M, Bernstein R, Boter M, Draughn D, Gould C, Hamilton C, Koziarski J. Mechanochemical ablation in patients with chronic venous disease: A prospective multicenter report. Phlebology 2013; 29: 397–400.

Boersma D, van Eekeren RR, Werson DA, van der Waal RI, Reijnen MM, de Vries JP. Mechanochemical endovenous ablation of small saphenous vein insufficiency using the ClariVein(®) device: one-year results of a prospective series. Eur J Vasc Endovasc Surg 2013; 45: 299–303.

Elias S, Raines JK. Mechanochemical tumescentless endovenous ablation: final results of the initial clinical trial. Phlebology 2012; 27: 67–72.

Hartmann K. ClariVein® – Neues Kathetersystem zur Behandlung der Stammvarikosis. Phlebologie 2011; 40: 279–80.

Lawson J, Gauw S, van Vlijmen C, Pronk P, Gaastra M, Mooij M, Wittens CH. Sapheon: the solution?. Phlebology 2013; 28 (Suppl 1): 2–9.

Levrier O, Mekkaoui C, Rolland PH, Murphy K, Cabrol P, Moulin G, et al. Efficacy and low vascular toxicity of embolization with radical versus anionic polymerization of n-butyl-2-cyanoacrylate (NBCA). An experimental study in the swine. J Neuroradiol 2003; 30: 95–102.

Linfante I, Wakhloo AK. Brain aneurysms and arteriovenous malformations: advancements and emerging treatments in endovascular embolization. Stroke 2007; 38: 1411–7.

Min RJ, Almeida JI, McLean DJ, Madsen M, Raabe R. Novel vein closure procedure using a proprietary cyanoacrylate adhesive: 30-day swine model results. Phlebology 2012; 27: 398–403.

Morrison N. Abstract for EVF Paris with oral presentation. 2014.

Proebstle TM, Alm J, Rasmussen L, Dimitri S, Lawson JA, Whiteley M, Franklin IJ, Davies AH. The European Multicenter Study on Cyanoacrylate Embolization of Refluxing Great Saphenous Veins without Tumescent Anestesia and without Compression Therapy Tumeszenzanästhesie. J Vasc Surg: Venous and Lymphatic Disorders 2013; 1: 101.

Pronk P, Gauw SA, Mooij MC, et al. Randomised controlled trail comparing sapheno-femoral ligation and stripping of the great saphenous vein with endovenous laser ablation (980 nm) using local tumescent anaesthesia: one year results. Eur J Vasc Endovasc Surg 2010; 40: 649–56.

van Eekeren RR, Boersma D, Elias S, Holewijn S, Werson DA, de Vries JP, Reijnen MM. Endovenous mechanochemical ablation of great saphenous vein incompetence using the ClariVein device: a safety study. J Endovasc Ther 2011; 18: 328–34.

van Eekeren RR, Boersma D, Konijn V, de Vries JP, Reijnen MM. Postoperative pain and early quality of life after radiofrequency ablation and mechanochemical endovenous ablation of incompetent great saphenous veins. J Vasc Surg 2013; 57: 445–50.

Vinters HV, Galil KA, Lundie MJ, Kaufmann JC. The histotoxicity of cyanoacrylates. A selective review. Neuroradiology 1985; 27: 279–91.

5 Endovenöse Katheterverfahren – Postinterventionell

Karsten Hartmann

5.1 Anschlussbehandlung

Die endovenösen Verfahren dienen in der Regel der Behandlung der Stammvarikose. Die meisten Patienten mit insuffizienter Stammvene leiden allerdings häufig zusätzlich unter einer assoziierten Seitenastvarikose. Es hat sich gezeigt, dass sich diese Seitenäste auch nach Ausschaltung der Stammvarikose nicht immer vollständig zurückbilden (Welch 2006).

Daher wird im Anschluss an ein endovenöses Verfahren oft in gleicher Sitzung eine Miniphlebektomie und/oder eine Sklerosierungsbehandlung vorhandener variköser Seitenäste durchgeführt (▶ Abb. 5-1 und 5-2a–d). Dies verhindert eine eventuelle Rekanali-

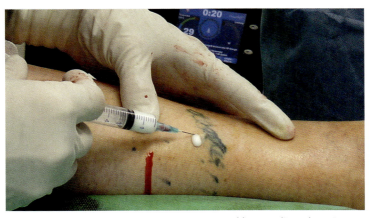

Abb. 5-1 Schaumverödung von Seitenästen im Anschluss an die endovenöse Behandlung im OP

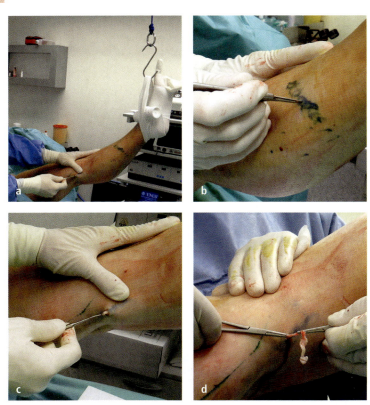

Abb. 5-2 Anschlussbehandlung mittels Miniphlebektomie (Exhairese). **a** Beinhochlagerung über Wandhaken für die Exhairese. **b** Exhairese-Schnitt in Lymphspaltenrichtung. **c** Exhairese mit Varady-Häkchen und **d** Klemmchen

sation der behandelten Vene über die Seitenäste. Einzige Ausnahme ist das SVS-Verfahren, hier können auch die Seitenäste mit dem Heißdampf mitbehandelt werden (s. Kapitel 3.3).

In neueren Studien wie der europäischen Multicenterstudie (eSCOPE), bei der es lediglich erlaubt war, die Stammvenen mit dem Venenkleber zu therapieren, nicht jedoch die varikösen Seitenäste, zeigte der Verlauf, dass sich bis zu 80 % der varikösen Seitenäste ohne Therapie nach ca. 3 Monaten zurückbildeten (Pröbstle 2013). Daher kann auch auf eine Behandlung der varikösen Seitenäste in gleicher Sitzung verzichtet werden. Falls erforderlich, können die verbliebenen Krampfadern dann später in einer zweiten Sitzung durch Miniphlebektomie oder Schaumsklerosierung entfernt werden. Allerdings sollte der Patient dann unbedingt darauf hingewiesen werden, dass seine sichtbaren Krampfadern nicht sofort nach dem endovenösen Eingriff verschwunden sind, dies aber zum großen Teil in den nächsten 3 Monaten geschehen und die Restvarikose dann in einer zweiten Sitzung behandelt wird.

Eine zusätzliche chirurgische Unterbindung der Crosse verbessert das Ergebnis nach endovenöser Behandlung nicht signifikant (Disselhoff 2008). Nicht behandelte suffiziente Seitenäste im Crossenbereich führen eigentlich nicht zu einer erhöhten Rezidivrate nach einem endovenösem Eingriff (Theivacumar et al. 2007). Trotzdem empfehlen die Autoren eine Mitbehandlung suffizienter größerer akzessorischer Venen im Crossenbereich (falls vorhanden), um ein eventuelles Rezidiv ausgehend von diesen Venen zu verhindern (Daten dazu gibt es aber noch nicht, es handelt sich hierbei um eine Expertenmeinung der Autoren).

5.2 Kompressionstherapie

Eine Kompressionstherapie für mindestens eine Woche scheint nach endovenöser Therapie sinnvoll, Daten hierfür liegen jedoch nicht vor. Viele Patienten empfinden es allerdings als angenehm, einen Kompressionsstrumpf für 2–3 Wochen nach der Behandlung zu tragen, da oft kombiniert mit dem endovenösen Eingriff eine Miniphlebektomie durchgeführt wird und der Kompressionsdruck zu einem schnelleren Abklingen der postoperativen Beschwerden inklusive der Hämatome führt (Houtermans-Auckel et al. 2009; Huang et al. 2013; Reich-Schupke et al. 2013; Bakker et al. 2013).

5.3 Antikoagulation

Es gibt keine gesicherten Daten, ob und wie lange nach endovenösen Verfahren eine Thromboseprophylaxe durchgeführt werden soll. Bis eigene Daten vorliegen, gelten die gleichen Richtlinien wie nach chirurgischen Eingriffen; hierbei wird der endovenöse Eingriff zu den kleinen operativen Eingriffen gezählt (s. u.). Wird eine Thromboseprophylaxe durchgeführt, sollte sie leitliniengerecht und mit niedermolekularen Heparinen oder einem Pentasaccharid erfolgen.

5.3.1 Thromboseprophylaxe nach Operationen

Im Allgemeinen sollten **Basismaßnahmen** (Frühmobilisation und Bewegungsübungen) sowie physikalische Maßnahmen mit medizinischen Kompressionsstrümpfen und optional intermittierender pneumatischer Kompression angewendet werden.

Um die Art und Dauer der medikamentösen Thromboseprophylaxe abzuschätzen, wird die Operation in Risikogruppen eingeteilt. Hilfestellung gibt hierbei eine S3-Leitlinie der Arbeitsgemeinschaft der Wissenschaftlichen Medizinischen Fachgesellschaften e. V. (AWMF) (▶ Tab. 5-1).

Bei Patienten mit **niedrigem VTE-Risiko** sollten Basismaßnahmen angewendet werden. Diese können durch die physikalischen Maßnahmen ergänzt werden, hier insbesondere mit Kompressionsstrümpfen.

Bei Patienten mit **mittlerem** und **hohem Risiko** sollte zusätzlich eine medikamentöse Prophylaxe erfolgen. Die Dauer richtet sich nach dem Fortbestehen relevanter Risikofaktoren für eine VTE.

Ist eine medikamentöse Thromboseprophylaxe indiziert, sollte diese mit niedermolekularem Heparin (NMH) oder einem Pentasaccharid (Fondaparinux) in **prophylaktischer Dosierung** erfolgen. Alternativ stehen neuerdings auch orale Faktor-Xa- und Thrombin-Inhibitoren zur Verfügung. Diese sind zur Thromboseprophylaxe aber nicht bei allen Indikationen zugelassen (▶ Tab. 5-2).

> Viele Experten führen nach dem endovenösen Eingriff eine medikamentöse Thromboseprophylaxe über wenige Tage durch, bei mittlerem Risiko (z. B. bekannter Thrombophilie, Phlebitis und/oder VTE in der Anamnese) auch etwas länger.

Tab. 5-1 S3-Leitlinie „Prophylaxe der venösen Thromboembolie (VTE)" (AWMF 2009)

	Operative Medizin
Niedriges VTE-Risiko	• kleine operative Eingriffe • Verletzung ohne oder mit geringem Weichteilschaden • kein zusätzliches bzw. nur geringes dispositionelles Risiko, sonst Einstufung in höhere Risikokategorie
Mittleres VTE-Risiko	• länger dauernde Operationen • gelenkübergreifende Immobilisation der unteren Extremität im Hartverband • arthroskopisch assistierte Gelenkchirurgie an der unteren Extremität • kein zusätzliches bzw. nur geringes dispositionelles Risiko, sonst Einstufung in höhere Risikokategorie
Hohes VTE-Risiko	• größere Eingriffe in der Bauch- und Beckenregion bei malignen Tumoren oder entzündlichen Erkrankungen • Polytrauma, schwerere Verletzungen der Wirbelsäule, des Beckens und/oder der unteren Extremität • größere Eingriffe an Wirbelsäule, Becken, Hüft- oder Kniegelenk • größere operative Eingriffe in Körperhöhlen der Brust-, Bauch- oder Beckenregion

Tab. 5-2 Medikamente zur Thromboseprophylaxe

Wirkstoff	Präparat	Dosis	Zeitintervall	Verabreichungsweise
Certoparin	Mono-Embolex®	3 000 IE	1×/Tag	subkutan
Dalteparin	Fragmin® P Forte	• 2 500 IE (niedriges und mittleres Risiko) • 5 000 IE (hohes Risiko)	1×/Tag	subkutan
Enoxaparin	Clexane®	• 2 000 IE (20 mg) (niedriges und mittleres Risiko) • 4 000 IE (40 mg) (hohes Risiko)	1×/Tag	subkutan
Fondaparinux	Arixtra®	2,5 mg (0,5 ml)	1×/Tag	subkutan
Nadroparin	Fraxiparin®	2 850 IE (0,3 ml) (außer gr. orthopäd. OPs, dann höher [angepasst an KG])	1×/Tag	subkutan
Reviparin	Clivarin®	1 750 IE (0,25 ml)	1×/Tag	subkutan
Tinzaparin	Innohep®	3 500 IE (niedriges und mittleres Risiko)	1×/Tag	subkutan
Rivaroxaban (oraler Faktor-Xa-Inhibitor)	Xarelto®	10 mg (derzeit nur nach Hüft- und Knie-OPs zugelassen)	1×/Tag	oral
Dabigatran (oraler Thrombin-Inhibitor)	Pradaxa®	220 mg (derzeit nur nach Hüft- und Knie-OPs zugelassen)	1×/Tag 2 Kapseln zu je 110 mg	oral
Apixaban (oraler Faktor-Xa-Inhibitor)	Eliquis®	2,5 mg (derzeit nur nach Hüft- und Knie-OPs zugelassen)	2×/Tag	oral

Die Gebrauchsinformationen der Hersteller sind zu beachten. Bei einigen Präparaten muss bei Niereninsuffizienz die Dosis verringert werden.

Anmerkung: Daten bezüglich der Verwendung von Aspirin (ASS) als generelle Thromboseprophylaxe nach Operationen sind wenig oder gar nicht vorhanden. Wahrscheinlich besitzt ASS jedoch eine mäßige thromboseprophylaktische Wirkung.

5.4 Postoperative Kontrollen

Im Anschluss an den endovenösen Eingriff sollte zeitnah eine duplexsonografische Kontrolle des Ergebnisses erfolgen. Neben dem Ausschluss von postoperativen Komplikationen (s. u.) wird dabei überprüft, ob der vollständige Verschluss der behandelten Vene erreicht ist. Wenn es nicht zu einem kompletten Verschluss der Vene gekommen ist, gibt es die Möglichkeit, den endovenösen Eingriff zu wiederholen oder eine Schaumsklerosierung durchzuführen, um einen Verschluss zu erreichen, bevor sich ein klinisches Rezidiv entwickelt hat.

5.5 Komplikationen

Komplikationen treten bei endovenösen Verfahren seltener auf als beim phlebochirurgischen Eingriff (Lurie et al. 2003), können aber durchaus auch schwerwiegend sein. Daher sollte der Patient über die Nebenwirkungen einer endovenösen Therapie der Varikose aufgeklärt werden.

Häufige Nebenwirkungen sind Hämatome und Ekchymosen. Hierzu kommt es vor allem bei:
- unsachgemäßer Infiltration der Tumeszenzlokalanästhesie mit Perforation der Vene
- Verwendung der Bare Fiber für den Lasereingriff
- Einsatz von geringeren Laser-Wellenlängen (810, 940, 980 nm)

Seltener treten Hyperpigmentierungen im Verlauf der behandelten Vene auf (▶ Abb. 5-3); diese können sich innerhalb eines Jahres wieder zurückbilden (Creton et al. 2010). Bei ausgeprägten Hyperpigmentierungen kann eine Thrombusexpression (s. u.) eventuell zu einem rascheren Abbau dieser Verfärbungen führen.

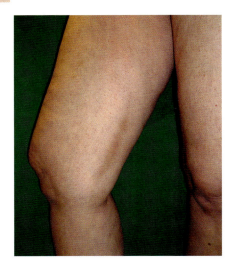

Abb. 5-3 Hyperpigmentierung nach endovenösem Verfahren

Nachblutungen und Wundinfektion sind selten, da keine großen Hautschnitte gemacht werden sollten (keine Crossektomie, auch auf die Vena sectio sollte möglichst verzichtet werden).

Tiefe Beinvenenthrombosen nach der Behandlung sind sehr selten (Spreafico et al. 2011), es besteht allerdings die Gefahr des appositionellen Thrombuswachstums in die tiefe Vene. Bei dieser endovenösen hitzeinduzierten Thrombose (endovenous heat-induced thrombosis [EHIT]), die auch als postablative oberflächliche Thrombusextension (post ablation superficial thrombus extension [PASTE]) bezeichnet wird, werden vier Stufen unterschieden (Mozes et al. 2005; Marsh et al. 2010):

- **PASTE I:** Ausdehnung des Thrombus bis zur tiefen Vene (▶ Abb. 5-4a)
- **PASTE II:** Ausdehnung in die tiefe Vene hinein mit Einengung des Lumens bis maximal 50 % (▶ Abb. 5-4b und c)
- **PASTE III:** Einengung der tiefen Vene > 50 % (▶ Abb. 5-4d)
- **PASTE IV:** vollständiger Verschluss der tiefen Vene

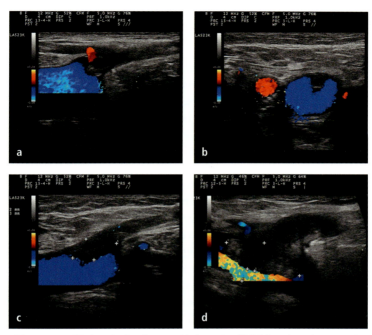

Abb. 5-4 Verschiedene Stufen der postablativen oberflächlichen Thrombusextension (PASTE) im sonografischen Bild. **a** PASTE I. Ausdehnung des Thrombus bis zur V. femoralis. **b** PASTE II. Querschnitt, Ausdehnung des Thrombus bis in die V. femoralis. **c** PASTE II. Längsschnitt, Ausdehnung des Thrombus bis in die V. femoralis. **d** PASTE III. Längsschnitt, Ausdehnung des Thrombus bis in die V. femoralis, Einengung > 50 %

Bei etwa 1 % der mit endovenöser Technik behandelten Patienten wird eine postablative oberflächliche Thrombusextension in der postoperativen Phase beobachtet. Im Falle von **PASTE I** wird innerhalb von zwei Wochen nachkontrolliert, ohne dass eine medikamentöse Therapie durchgeführt wird. Bei **PASTE II–IV** wird eine therapeutische Antikoagulation eingeleitet und es findet ebenfalls innerhalb von zwei Wochen eine Nachkontrolle statt. In der Regel wird der Appositionsthrombus innerhalb von 2–4 Wochen abgebaut. Duplexsonografische Kontrollen erfolgen bis zur vollständigen Auflösung.

Eine weitere Komplikation sind Nervenläsionen, diese sind jedoch selten und oft reversibel (Creton et al. 2010). Der Patient sollte auf die Möglichkeit des Auftretens eines pelzigen Gefühls und Dysästhesien im Bereich der behandelten Venen hingewiesen werden. Die Gefahr von Nervenläsionen steigt, je weiter distal am Unterschenkel endovenös thermisch behandelt wird (Noppeney 2010), dies ist aber beim phlebochirurgischen Eingriff nicht anders.

Auf die Möglichkeit von Hautverbrennungen muss hingewiesen werden, diese treten aber am ehesten noch beim Heißdampfverfahren auf und dort vor allem bei der Behandlung der Seitenäste, falls kein ausreichender Hautschutz verwendet wird oder Heißdampf paravasal ins Gewebe gelangt (▶ Abb. 5-5).

Gelegentlich berichten Patienten über phlebitische Beschwerden im behandelten Areal einige Tage nach dem endovenösen Eingriff. Dies tritt vor allem bei der Behandlung von großlumigen, sehr oberflächlich gelegenen Varizen auf. Zur Schmerzbekämpfung eignen sich nichtsteroidale Antiphlogistika. In Ausnahmefällen kann

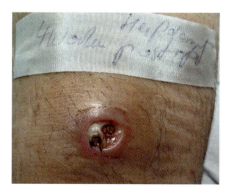

Abb. 5-5 Nekrose nach Heißdampf

eine Stichinzision (mittels Kanüle oder Skalpell) mit Thrombusexpression (meist erst effektiv nach 2–4 Wochen) Abhilfe schaffen (▶ Abb. 5-6 und 5-7).

Weitere mögliche Komplikationen sind:
- (aggraviertes) Lymphödem
- Matting
- pathologische Narbenbildungen (Keloide)
- Verletzung tiefer liegender Gefäße während des Eingriffs

Seit der ersten Publikation von Boné über eine endovenöse Laserbehandlung der Stammvene vor über 15 Jahren (vgl. Kapitel 2) hat sich die thermische Ablation der Stammvarikose zu einem Standardverfahren in der Behandlung von Krampfaderleiden entwickelt. Immer mehr Varikoseformen können und sollten aufgrund geringe-

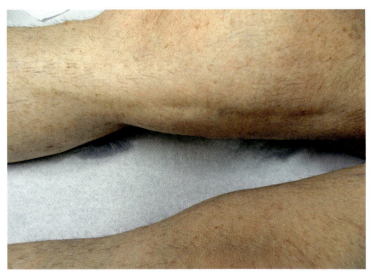

Abb. 5-6 Einziehen der Vene nach endovenösem Eingriff

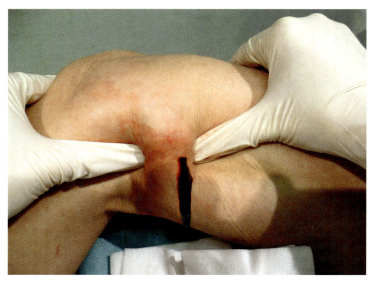

Abb. 5-7 Eine mögliche Therapie bei starken Beschwerden ist die Thrombusexpression.

rer Nebenwirkungen mittels endovenöser Techniken behandelt werden. Nichtsdestotrotz sind die Methoden noch nicht am Ende ihrer Entwicklung angekommen. Langzeitstudien müssen Aufschluss über Langzeitergebnisse nach endovenöser Therapie geben. Dabei ist nicht nur die Rekanalisierungsrate entscheidend, sondern auch die langfristige Verbesserung von klinischen Symptomen und Lebensqualität.

Die Stripping-Operation gehört aber dennoch nicht, wie immer öfter behauptet, der Vergangenheit an. Sie ist weiterhin ein wichtiger Bestandteil des Behandlungsspektrums zur Therapie des Krampfaderleidens und, wenn richtig durchgeführt, bei einigen Krampfaderformen den endovenösen Verfahren vorzuziehen.

Abschließend sei noch angemerkt, dass die neuen endovenösen Verfahren aufgrund ihrer schonenden Behandlungsweise dazu verleiten, schon sehr frühe Stadien des Krampfaderleidens zu behandeln. Hier ist Vorsicht geboten; es sollte weiterhin eine differenzierte Sicht auf Ultraschalldiagnostik, Klinik und Beschwerden des Patienten geworfen und nicht jede im Ultraschall diagnostizierte Krampfader ohne jegliche Klinik behandelt werden.

Literatur

AWMF Arbeitsgemeinschaft der Wissenschaftlichen Medizinischen Fachgesellschaften e. V. Prophylaxe der venösen Thromboembolie (VTE). 2009. AWMF-Leitlinie 003/001. http://www.awmf.org/uploads/tx_szleitlinien/003-001l_S3_Thromboembolie-Prophylaxe_2010_01.pdf.

Bakker NA, Schieven LW, Bruins RMG, van den Berg M, Hissink RJ. Compression Stockings after Endovenous Laser Ablation of the Great Saphenous Vein: A Prospective Randomized Controlled Trial. Eur J Vasc Endovasc Surg 2013; 46: 588–92.

Creton D, Pichot O, Sessa C, Proebstle TM; ClosureFast Europe Group. Radiofrequency-powered segmental thermal obliteration carried out with the ClosureFast procedure: results at 1 year. Ann Vasc Surg 2010; 24: 360–6.

Houtermans-Auckel JP, van Rossum E, Teijink JA, Dahlmans AA, Eussen EF, Nicolai SP, Welten RJ. To Wear or not to Wear Compression Stockings after Varicose Vein Stripping: A Randomised Controlled Trial. Eur J Vasc Endovasc Surg 2009; 38: 387–91.

Huang T-W, Chen S-L, Bai C-H, Wu C-H, Tam K-W. The Optimal Duration of Compression Therapy Following Varicose Vein Surgery: A Meta-analysis of Randomized Controlled Trials. Eur J Vasc Endovasc Surg 2013; 45: 397–402.

Lurie F, Creton D, Eklof B, Kabnick LS, Kistner RL, Pichot O, Schuller-Petrovic S, Sessa C. Prospective randomized study of endovenous radiofrequency obliteration (closure procedure) versus ligation and stripping in a selected patient population (EVOLVeS Study). J Vasc Surg 2003; 38: 207–14.

Marsh P, Price BA, Holdstock J, Harrison C, Whiteley MS. Deep vein thrombosis (DVT) after venous thermoablation techniques: rates of endovenous heat-induced thrombosis (EHIT) and classical DVT after radiofrequency and endovenous laser ablation in a single centre. Eur J Vasc Endovasc Surg 2010; 40: 521–7.

Mozes G, Kalra M, Carmo M, Swenson L, Gloviczki P. Extension of saphenous thrombus into the femoral vein: a potential complication of new endovenous ablation techniques. J Vasc Surg 2005; 41: 130–5.

Noppeney T. Ergebnisse nach Radiofrequenzobliteration. Review. Phlebologie 2010; 39: 72–6.

Reich-Schupke S, Feldhaus F, Altmeyer P, Mumme A, Stuecker M. Efficacy and comfort of medical compression stockings with low and moderate pressure six weeks after vein surgery. Phlebology 2013; 29: 358–66.

Spreafico G, Kabnick L, Berland TL, Cayne NS, Maldonado TS, Jacobowitz GS, Rockman CR, Lamparello PJ, Baccaglini U, Rudarakanchana N, Adelman MA. Laser saphenous ablations in more than 1,000 limbs with long-term duplex examination follow-up. Ann Vasc Surg 2011; 25: 71–8.

Theivacumar NS, Dellagrammaticas D, Beale RJ, Mavor AI, Gough MJ. Fate and clinical significance of saphenofemoral junction tributaries following endovenous laser ablation of great saphenous vein. Br J Surg 2007; 94: 722–5.

Welch HJ. Endovenous ablation of the great saphenous vein may avert phlebectomy for branch varicose veins. J Vasc Surg 2006; 44: 601–5.

6 Schaumsklerosierung

Franz Xaver Breu

Die Schaumsklerosierung ist ein wichtiger Bestandteil der endovenösen Katheterverfahren und gehört zu den ersten endovenösen Techniken zur Behandlung der Varikose.

Die Entwicklung der Schaumsklerosierung in den 1990er-Jahren führte zu einer Reformation und Renaissance der schon ca. 100 Jahre alten Behandlung von Varizen mit der Injektion von Sklerosierungsmitteln. Früher war die Verödungsbehandlung eine eher adjuvante Methode zur Varizenchirurgie, da insuffiziente Stammvenen mit den alten flüssigen Sklerosierungsmitteln nur unzureichend ausgeschaltet werden konnten. Durch die Erweiterung der Indikationen der Schaumverödung, auch und gerade auf großkalibrige insuffiziente Venen, kam es in den letzten 15 Jahren zu einem weltweiten Boom der Sklerotherapie. Die Schaumsklerosierung wird auch immer mehr mit den klassischen operativen sowie den neuen endovenösen Katheterverfahren kombiniert.

Die Schaumsklerotherapie kann auf Egmont James Orbach zurückgeführt werden, der schon 1944 die Airblock-Technik bei der Sklerotherapie der Varikose vorstellte. Seine Idee war, durch Injektion einer Luftblase das Blut in der zu behandelnden Vene zu verdrängen, um so einen längeren und intensiveren Kontakt des anschließend injizierten, damals noch flüssigen Sklerosierungsmittels mit der venösen Gefäßwand zu erreichen. Auch der Begründer der Schweizer Schule Karl Sigg beschrieb bereits 1949 ein von ihm als „Schaumblock-Verfahren" bezeichnetes Vorgehen bei der Verödungsbehandlung. Von 1939 bis heute wurden über 20 verschiedene Methoden zur Präparation von Sklerosierungsschaum beschrieben, die unterschiedliche Spritzenvorrichtungen und Apparaturen zum Aufschäumen sowie verschiedene Gase (Raumluft,

Sauerstoff [O_2], Kohlendioxid [CO_2] u. a.) erfordern. Gemeinsames Ziel der Entwicklung der Airblock- und Schaumtechnik war, die Wirkung des Verödungsmittels auf die variköse Gefäßwand zu verstärken, ohne dafür vermehrt unerwünschte Wirkungen in Kauf nehmen zu müssen (Wollmann 2004).

Das Grundprinzip der Schaumwirkung beruht auf der Verdrängung des Blutes in einem zu behandelnden Areal. Erste Untersuchungen am Endothelzell-Monolayer sowie im Tierversuch konnten zeigen, dass Sklerosierungsschaum eine höhere effektive Konzentration am Endothel hat als flüssiges Verödungsmittel. Schaum wird langsamer verdünnt als Flüssigkeit, wodurch das Sklerosierungsmittel, das eine sehr hohe Proteinbindung aufweist, langsamer inaktiviert wird. Neue In-vitro-Studien (Parsi 2012) konnten zeigen, dass die sklerosierende Wirkung des injizierten Verödungsmittels innerhalb von Sekunden nach Kontakt mit Blut verloren geht, die erwünschte initiale Schädigung der Gefäßwand also von sehr kurzer Dauer ist. Dies hat andererseits den gewünschten Vorteil, dass das injizierte Sklerosans nur eine stark lokal begrenzte Wirkung hat. Die Anlagerung der Schaumblase an die Gefäßwand intensiviert den denaturierenden Effekt der Proteinbestandteile und verbessert die Sklerosierungsreaktion im Vergleich zu flüssigen Mitteln. Da die Verweilzeit des sklerosierenden Agens an der Gefäßwand wesentlich länger ist, ist auch der mit Schaum erzeugte Vasospasmus stärker ausgeprägt (Hamel-Desnos et al. 2003). Andererseits erzeugt Verödungsschaum trotz dieser stärkeren intravasalen Wirkung weniger Nebenwirkungen bei versehentlicher paravasaler Injektion, da überwiegend Luft bzw. Gas in das perivaskuläre Gewebe injiziert wird.

> Sklerosierungsschaum ist wirksamer als flüssiges Sklerosierungsmittel. Polidocanol hat eine hohe Proteinbindung und wird sehr schnell inaktiviert. Die Sklerosierungsreaktion ist von sehr kurzer Dauer und lokal begrenzt.

Die Einführung der Sonografie bei der Sklerosierungsbehandlung (Shadeck 1997) stellte schließlich den entscheidenden Fortschritt dar und ebnete durch die Sichtbarmachung des Verödungsschaums sowie der initialen Gefäßreaktion (Vasospasmus) dem „Siegeszug" des Schaums den Weg. Die Schaumverödung hat sich inzwischen als ausreichend effektive und sichere Behandlungsmethode bei allen Formen der Varikose, einschließlich bestimmter venöser Malformationen, erwiesen. Auch ist die Schaumsklerosierung eine seit 2009 offiziell in Deutschland zugelassene Methode (chemische Ablation) zur Behandlung der Varikose.

6.1 Sklerosierungsschaum

Die Herstellung von Sklerosierungsschaum setzt voraus, dass das Sklerosierungsmittel oberflächenaktiv (d. h. ein Detergens) ist. Anhand verschiedener Mischungsverhältnisse des Sklerosierungsmittels mit einem Gas oder Raumluft sowie verschiedener Konzentrationen des flüssigen Mittels kann man Struktur und Stabilität des Schaums variieren. Auf diese Weise lassen sich den jeweiligen Indikationen angepasste, in ihrer Wirkung unterschiedliche Schäume produzieren:
- feinblasige und damit visköse („steife") Schäume (Mikroschaum mit einer Bläschengröße < 100 µm), die sich bei der Verödung von großkalibrigen Varizen bewährt haben
- eher großblasige und inhomogene (eher flüssigere) Schäume, die sich gut für die Therapie von Besenreisern und retikulären Venen eignen

Bevorzugte Anwendung finden heute drei verschiedene Techniken zur Schaumherstellung:
- die Monfreux-Technik (Monfreux 1997), die einen eher flüssigen und grobblasigen Schaum erzeugt

- die Tessari-Technik (Tessari 2000), die international am weitesten verbreitet ist (▶ Abb. 6-1)
- die DSS-Technik (double syringe system) (Wollmann 2004) (▶ Abb. 6-2)

Bei den letzten beiden Herstellungsmethoden wird durch Hin- und-her-Pumpen des Verödungsmittels in zwei Plastikspritzen über einen Konnektor (spezielle Konnektoren sind hierfür neu entwickelt worden, z. B. Easy-Foam® der Fa. Kreussler, ▶ Abb. 6-3) oder Dreiwegehahn ein sehr visköser, homogener und feinblasiger und damit lange Zeit stabiler und in seiner Wirkung hochpotenter Schaum erzeugt, der zur Behandlung großkalibriger Varizen (C2-Varikose) verwendet werden sollte. Meist reicht ein 7–10-maliges Hin-und-her-Pumpen aus. Die Qualität (Feinblasigkeit) des Schaums wird optisch geprüft (homogener weißer Schaum ohne

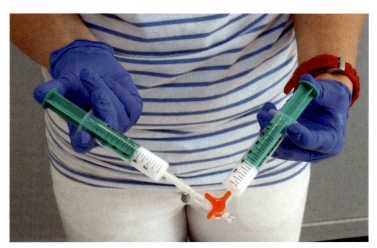

Abb. 6-1 Tessari-Technik mit Dreiwegehahn

sichtbar abgrenzbare Blasen, ▶ Abb. 6-4). Auch wird das hörbare Zischen bei den Pumpbewegungen leiser, je feinblasiger der Schaum wird.

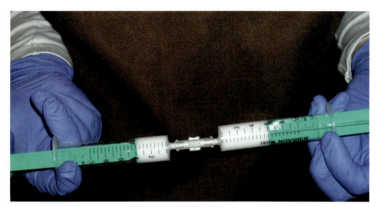

Abb. 6-2 DSS-Schaumproduktion

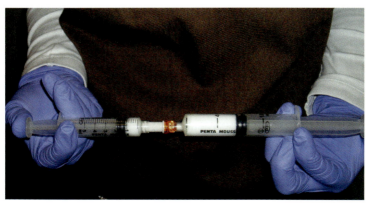

Abb. 6-3 Schaumproduktion mit Easy-Foam®-Kit

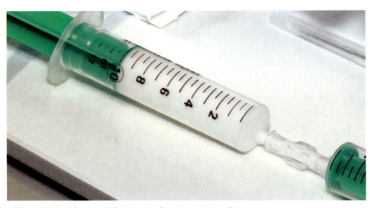

Abb. 6-4 Feinblasiger Schaum von homogener Qualität

Als optimales Mischungsverhältnis zur Erzeugung der besten Schaumqualität hat sich ein Verhältnis von Flüssigkeit zu Gas von 1:5 erwiesen (1 Teil flüssiges Verödungsmittel plus 4 Teile Gas, z. B. Raumluft). Je höher die Konzentration des Verödungsmittels (z. B. Polidocanol 3 %), umso visköser und damit potenter ist der so produzierte Schaum. Niedrigere Konzentrationen (z. B. Polidocanol 0,25 % oder 0,5 %) ergeben instabilere und damit „dünnflüssigere" Schäume. Somit kann heute auf die Monfreux-Technik weitgehend verzichtet werden, da mit der DSS- oder Tessari-Methode alle benötigten Schaumqualitäten für jede Indikation produziert werden können. Viele Studien konnten zeigen, dass die Qualität des Schaums von größerer Bedeutung sowohl für das (auch langfristige) Therapieergebnis als auch in Bezug auf Nebenwirkungen und Komplikationen ist, als früher gedacht wurde.

> Eine gute Schaumqualität ist für den Therapieerfolg und zur Vermeidung unerwünschter Wirkungen besonders wichtig.

Schaum hat eine zeitlich begrenzte Stabilität. Der Schaumzerfall ist u. a. von der Konzentration des Sklerosierungsmittels abhängig. Hohe Konzentrationen (z. B. 3 % Polidocanol) ergeben einen relativ stabilen Mikroschaum, der bis zu 30–45 sec nach seiner Herstellung injiziert werden sollte. Bei der Verwendung von CO_2 als Gas ist der Schaumzerfall wesentlich schneller und es muss innerhalb von 20 sec injiziert werden. Die Kombination mit Sauerstoff (CO_2-O_2-Schaum) verbessert die Schaumstabilität. Niedrige Konzentrationen (z. B. 0,25 %, 0,5 % und 1 %) ergeben einen Schaum mit schnellerem Zerfall und damit schnellerer Entstehung größerer Blasen und flüssiger Anteile, sodass der Schaum schon in 5 bis maximal 15 sec appliziert werden sollte (Wollmann 2010). Falls es zu einer Verzögerung zwischen Schaumherstellung und Injektion kommt und dabei größere Blasen oder sogar Flüssigkeit in der Spritze sichtbar werden, sollte ein solcher Schaum „schlechter" Qualität nicht mehr injiziert werden. Ein erneutes Aufschäumen ist dann nötig und auch möglich. Zur Herstellung des Schaums haben sich silikonfreie oder zumindest silikonarme Spritzen bewährt, da Silikon den Schaum destabilisiert und zu einem schnelleren Schaumzerfall führt. Auch ist die Schaumproduktion mit Gummistempelkolben schwieriger. Nach seiner Produktion mit gummi- und silikonfreien Spritzen kann und soll der Schaum mit dem Spritzenkonnektor in die leichtgängigeren Spritzen zur Injektion umgefüllt werden (▶ Abb. 6-5). Glasspritzen sind ideal geeignet sowohl für die Schaumproduktion als auch für die Injektion. Sie haben allerdings den Nachteil der nötigen sterilen Aufbereitung vor jeder neuen Therapie. Bei der Direktpunktion der Vene hat man manchmal das Problem des Zeitverlustes und des Schaumzerfalls, wenn eine tief liegende Vene unter Ultraschallkontrolle nicht auf Anhieb getroffen wird und Korrekturen der Stichrichtung erforderlich sind. Bei der Applikation mit kurzen Venenverweilkanülen entsteht dieses Problem nicht, da der Schaum erst nach sicherer Lage hergestellt und dann sofort injiziert werden kann. Wenn man bei der Behandlung von hochliegenden Seitenästen nicht direkt mit aufgesetzter Kanüle punk-

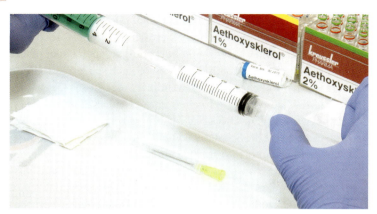

Abb. 6-5 Umfüllen des produzierten Schaums in leichtgängige Spritze zur Injektion

tiert, sondern mit Schmetterlingsnadeln (Butterfly-Kanülen) arbeitet, sollte der Schaum ebenfalls erst nach der Punktion produziert werden. Auch bei der kombinierten Anwendung mit den endovenösen Katheterverfahren wird der Schaum erst kurz vor der Injektion in den Katheter hergestellt.

Frisch produzierter Schaum sollte möglichst schnell injiziert werden, da die Schaumalterung die Schaumqualität negativ beeinflusst.

6.1.1 Physiologische Gase zur Schaumherstellung

In den internationalen Leitlinien wird die Produktion von Sklerosierungsschaum mit der sogenannten Schaumratio 1 : 5 empfohlen. Bei der Herstellung dieses „home made foam" werden ein Teil Sklerosierungsmittel und 4 Teile Raumluft gemischt (1+4-Schaum). Raumluft besteht zu ca. 78 % aus Stickstoff (N_2) und zu ca. 21 % aus Sauerstoff (O_2). Aufgrund der aus der Tauchermedizin schon seit Langem bekannten vergleichbar schlechteren Löslichkeit des N_2 im Blut hat man sich bei der Schaumsklerosierung schon früh bemüht, den Stickstoff durch ein anderes, besser lösliches und schneller resorbierbares Gas zu ersetzen. Untersuchungen von Eckmann et al. (2005) am Rattenmodell konnten Gasblasen als mögliche „Emboli" in der Endstrombahn nachweisen. Damit kam die Diskussion auf, inwieweit die Hypothese der arteriellen Gasblasen-Embolisation von der Größe der Schaumblasen, der „bubble lifetime" und der „bubble clearance" abhängt. Untersuchungen mit Kohlendioxid (CO_2) ergaben eine vergleichbare therapeutische Wirkung des Sklerosierungsschaums bei allerdings schlechterer Schaumstabilität und damit schlechterer Schaumqualität. Wollmann (2010) konnte zeigen, dass ein CO_2-Schaum deutlich schneller zerfällt als Raumluftschaum. Erst die Zumischung von Sauerstoff (O_2) ergibt einen ausreichend stabilen und damit länger in seiner Feinblasigkeit haltbaren Schaum. Cavezzi und Tessari (2009) haben erstmals einen Schaum mit einer Gasmischung von CO_2 und O_2 im Verhältnis 7:3 beschrieben. Untersuchungen von Morrison et al. (2008) zeigten bei der Applikation sehr hoher Schaumvolumina (15–37 ml pro Therapiesitzung) eine (nicht signifikant) niedrigere Rate an Sehstörungen bei CO_2-Schaum im Vergleich zu Raumluftschaum (3,1 % vs. 8,2 %). In einer Folgestudie mit CO_2-O_2-Schaum konnte die Rate der unerwünschten vorübergehenden Sehstörungen weiter auf 2 % reduziert werden (Morrison et al. 2010). In einer Studie von Beckitt et al. (2011) mit niedrigeren applizierten Schaumvolumina (6–12 ml) konnte kein Unterschied in der Rate der passageren Sehstörungen bei Raumluft und CO_2-O_2 gefunden werden.

In eigenen Untersuchungen (Hesse et al. 2012) mit ebenfalls niedrigen Schaumvolumina (2–20 ml, im Mittel 8 ml) konnte kein Unterschied bezüglich Sehstörungen (2 %) zwischen Raumluft- und CO_2-O_2-Schaum gefunden werden. Die bisherigen Ergebnisse haben wie folgt Eingang in die tägliche Praxis gefunden: Wir verwenden CO_2-O_2-Schäume speziell bei der Applikation großer

Schaumvolumina, also bei der Sklerosierung sehr großkalibriger Varizen (z. B. bei einem Diameter der V. saphena magna von über 8 mm). Ebenso bei Patienten mit passageren Sehstörungen bei früherer Sklerotherapie und bei Patienten mit Migräneanamnese.

Zusammenfassend kann man sagen, dass es einen Trend zu weniger unerwünschten Wirkungen mit CO_2-O_2-Schäumen gibt (speziell kurz dauernde Sehstörungen betreffend), wenn hohe bis sehr hohe Schaumvolumina (über 20 ml) appliziert werden. Hingegen konnte bisher kein signifikanter Vorteil der sogenannten „physiologischen Gase" bei kleinen Schaumvolumina (bis 10 ml) nachgewiesen werden.

6.2 Indikationen

Während der beiden Europäischen Konsensuskonferenzen zur Schaumsklerotherapie 2003 und 2006 am Tegernsee (Breu u. Guggenbichler 2004; Breu et al. 2008) und der Europäischen Leitlinienkonferenz 2012 in Mainz (Rabe et al. 2013) wurde ausdrücklich betont, dass alle Varizen, unabhängig von Art und Kaliber, mit der Schaumsklerotherapie erfolgreich behandelt werden können. In den letzten 15 Jahren haben sich spezifische Indikationen speziell für die Schaumsklerotherapie herausgebildet:

- großkalibrige Besenreiser und Zentral- bzw. „Nährvenen" von Besenreisern
- retikuläre Varikose
- jede Form einer isolierten Astvarikose
- Rezidivvarikose (REVAT [recurrent varices after treatment])
- Teilstreckeninsuffizienz der V. saphena magna und parva vom Seitenast- oder Perforanstyp
- Stammveneninsuffizienz beim multimorbiden/alten Patienten
- Varizenruptur, Varizenspontanblutung (▶ Abb. 6-6)
- Adipositas
- periulzeröse Varikose (alter Patient, Patient mit peripherer arterieller Verschlusskrankheit [pAVK] im Stadium II)

- Patient, der eine Operation oder andere Verfahren ablehnt
- Patienten mit Varikose und zusätzlichem Lymphödem
- relative Kontraindikation für OP (z. B. orale Antikoagulation)
- Patienten mit erhöhtem Risiko während einer Heparinbrückentherapie (bridging), z. B. Patient mit mechanischer Herzklappe
- venöse Malformationen, z. B. Klippel-Trénaunay-Syndrom
- perigenitale Varikose (Vulvavarikose)
- evtl. Varizenkonvolute und stark geschlängelte Varikose (ungeeignet für andere endoluminale Verfahren)

Besenreiser, Teleangiektasien und retikuläre Varizen sollten mit einem eher „flüssigen" Schaum (z. B. aus 0,25 % oder 0,5 % Polidocanol) verödet werden, nicht nur um die Injektion durch die schmalkalibrigeren Kanülen zu erleichtern, sondern auch um mögliche Gewebeschäden durch eine zu starke Sklerosierungsreaktion aufgrund eines zu stark wirksamen „steifen" Schaums zu vermeiden. Schon während der 1. Europäischen Konsensuskonferenz 2003 (Breu u. Guggenbichler 2004) wurde konstatiert, dass die Verwen-

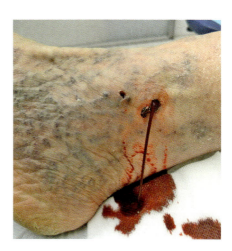

Abb. 6-6 Varizenblutung

dung von Schaum im Vergleich zu flüssigen Sklerosierungsmitteln ein besseres Therapieergebnis für Venen größeren Kalibers erzielt. Es wurde darauf hingewiesen, dass bei viskösen Schäumen eine untere Kalibergrenze der zu behandelnden Varikose besteht. Unterhalb dieser Grenze (C1-Varizen) können visköse Schäume mehr Gewebeschäden verursachen. Eine Übersicht über die Aethoxysklerol®-Konzentrationen zur Schaumproduktion entsprechend den einzelnen Indikationen sowie einen Anhaltspunkt über die benötigten Schaumvolumina geben Tabelle 6-1 und 6-2.

> Die Schaumsklerotherapie ist bei spezifischen Indikationen eine besonders geeignete Therapiemethode und kann mit anderen Therapieverfahren gut kombiniert werden.

Tab. 6-1 Aethoxysklerol®-Konzentrationen zur Schaumproduktion entsprechend den einzelnen Indikationen

Indikation	Konzentration					
	flüssig	0,25%	0,5%	1%	2%	3%
VSM				+	++	++
VSP				+	++	+
Seitenäste			+	++	(+)	
Rezidivvarizen			(+)	++	++	+
Perforansvenen			(+)	++	+	(+)
retikuläre Venen	(+)	(+)	++	(+)		
Besenreiser	++	(+)	(+)			
venöse Malformationen			+	++	+	

VSM = Vena saphena magna; VSP = Vena saphena parva

Tab. 6-2 Schaumvolumina

Indikation	Durchschnittliches Volumen pro Punktion	Maximales Volumen pro Punktion	Bemerkungen
VSM	2–4 ml	6 ml	
VSP	2–4 ml	4 ml	
Seitenäste	bis zu 4 ml	6 ml	Einige Anwender setzen bis zu 10 ml ein.
Rezidivvarizen	bis zu 4 ml	8 ml	
Perforansvenen	bis zu 2 ml	4 ml	Nicht direkt in die Perforansvene injizieren!
retikuläre Venen	< 0,5 ml	< 1 ml	
Besenreiser	< 0,5 ml	< 0,5 ml	
venöse Malformationen	2–6 ml	< 8 ml	

VSM = Vena saphena magna; VSP = Vena saphena parva

6.3 Leitfaden für die Behandlung

6.3.1 Generelle Durchführung

Obwohl durch Studien nicht eindeutig belegt, scheint es günstiger zu sein, auch bei der Schaumverödung der französischen Schule zu folgen und die Varikose von proximal beginnend schrittweise nach distal, an den großkalibrigen bzw. den Stammvenen beginnend weiter zu den kleineren Kalibern zu sklerosieren. Der Einsatz der (Duplex-)Sonografie bietet neben der präsklerotherapeutischen Diagnostik und postsklerotherapeutischen Kontrolle entscheidende Vorteile speziell bei der Schaumverödung unmittelbar während der Therapie.

Die Sonografie ist bei der Punktion *nicht-sichtbarer* Varizen ein wichtiges Hilfsmittel, um eine Fehlpunktion zu vermeiden. Bei der direkten Punktion und Injektion in die nicht-sichtbare V. saphena magna, V. saphena parva, Perforansvenen und *nicht-oberflächliche* Varizen speziell in der Leiste oder der Kniekehle ist eine Steuerung mit Ultraschall (vorzugsweise Duplexsonografie) zwingend erforderlich. Auch bei anderen nicht-sichtbaren Varizen wird eine Steuerung mit einem Ultraschallbild empfohlen. Wesentlicher Grund für die Ultraschallkontrolle vor und während der Injektion ist die Abgrenzung von (manchmal auch nur sehr kleinen) Arterien in der Nachbarschaft der zu sklerosierenden Vene (▶ Abb. 6-7). Eine fehlerhafte intraarterielle Injektion des Sklerosierungsmittels führt in aller Regel zu ausgedehnten Gewebsnekrosen im abhängigen, die Arterie versorgenden Areal (Haut und Muskulatur).

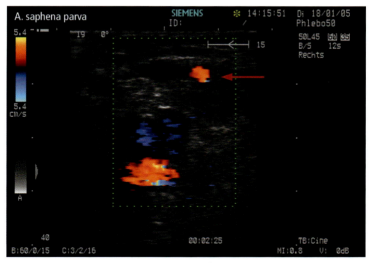

Abb. 6-7 Arterie in unmittelbarer Nachbarschaft der V. saphena parva; Ableitung in der Kniekehle

> **CAVE**
> Bei der Punktion ist die duplexsonografische Abgrenzung von benachbarten Arterien besonders wichtig, um versehentliche intraarterielle Injektionen mit der Gefahr ausgedehnter Nekrosen (bis hin zur Amputation) zu vermeiden. Die Gefahr der intraarteriellen Injektion ist in der Kniekehlenregion am höchsten (A. saphena parva u. a.)!

6.3.2 Spezielle Durchführung

Behandlung der Stammvenen (Vena saphena magna, Vena saphena parva) und großkalibrigen Seitenäste (C2-Varikose)

1. Am flach liegenden Patienten wird die zu behandelnde Vene am geplanten Punktionsort mit Ultraschall im Quer- oder Längsschnitt dargestellt.
2. Für Einsteiger empfiehlt es sich, den Abstand der schallkopffernen Venenwand zur Hautoberfläche zu messen, was für die Wahl der Länge der Kanüle bzw. Venenverweilkanüle wichtig ist. Die Nadel sollte ca. 5 mm länger sein als dieser Abstand, wodurch ein Hindurchstechen durch die Vene vermieden werden kann (▶ Abb. 6-8a und b).
3. Jetzt wird die Vene mit einer Venenverweilkanüle punktiert und dann der Schaum hergestellt. Alternativ kann auch zuerst die Herstellung des Schaumes erfolgen mit anschließender Direktpunktion mit Kanüle und aufgesetzter Spritze. Hierbei muss auf die Zerfallszeiten des jeweiligen Schaumes geachtet und zügig punktiert werden (▶ Abb. 6-9a und b). (Siehe auch Tipps zur Punktion in Kapitel 2.7)

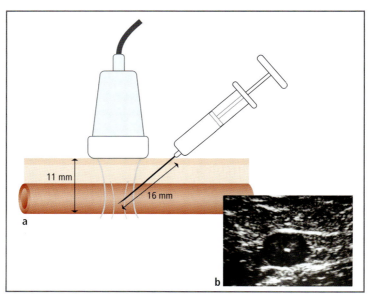

Abb. 6-8 Injektionsschema (**a**) und sonografische Darstellung der Kanülenspitze im Venenlumen (**b**) (mit freundlicher Genehmigung von Bernhard Partsch)

4. Um sicher zu sein, dass die Kanülenspitze streng intravasal liegt, kann eine möglichst sehr geringe Menge Blutes aspiriert werden. (*Cave:* Blut inaktiviert schnell die Wirkung des Schaums!)
5. Die anschließende Injektion einer geringen Menge des Schaums zeigt schnell die intravasale Lage der Kanülenspitze an und führt zu einem sofortigen Sichtbarwerden im Ultraschallbild in Form wolkiger echoreicher Strukturen mit dorsaler Schallauslöschung. Bei der weiteren kontinuierlichen Injektion wird der Schallkopf einige Zentimeter von der Einstichstelle wegbewegt, um die intravasale Ausbreitung des Schaums zu beobachten. Man kann schnell kontrollieren, ob sich der Schaum eher nach proximal oder nach distal bewegt. Der erfahrene Sklerotherapeut kann auch schon am

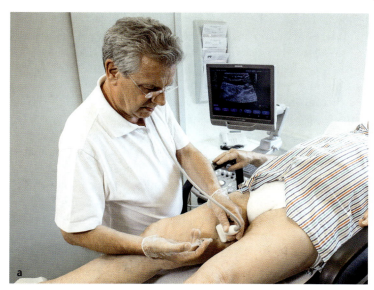

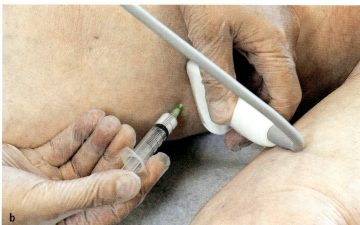

Abb. 6-9a, b Direktpunktion der Vene unter Ultraschallkontrolle. Die Vene wird im Ultraschall mittig eingestellt und die Haut genau in der Mitte des Ultraschallkopfes punktiert.

Verhalten des Schaums im Ultraschallbild abschätzen, ob die applizierte Schaummenge ausreicht und ob weitere Injektionen (meistens weiter distal, seltener weiter proximal) nötig sind.
6. Die Ausprägung des Vasospasmus ist zwar ein gutes Zeichen für die erfolgreiche intravasale Injektion des Schaums, aber kein sicherer Beleg für eine ausreichende Effektivität. Die Ausprägung des Vasospasmus ist auch kein zuverlässiges Zeichen für die benötigte Menge oder Konzentration bei der Therapie.
7. Der im Ultraschallbild sichtbare Schaum kann durch manuelles Verstreichen ohne stärkeren Druck auf die Haut sowie durch die Lagerung des Beins beeinflusst werden. Da Schaum in der Blutsäule oben aufschwimmt, kann man ihn durch Hochlagerung des Beins nach peripher, durch eine leichte Kippstellung der Liege mit leichter Fußtieflagerung in proximale Areale lenken.

⊃ **Video 6-1: Ultraschallgesteuerte Schaumsklerosierung einer V. saphena magna (Dauer: ca. 9 Minuten)**

www.schattauer.de/index.php?id=5099

⊃ **Video 6-2: Ultraschallgesteuerte Schaumsklerosierung einer V. saphena parva (Dauer: ca. 2 Minuten)**

www.schattauer.de/index.php?id=5100

Ob eine generelle Hochlagerung des Beins nötig oder sinnvoll ist, ist inzwischen sehr umstritten. In den aktuellen Leitlinien wird sie nicht mehr gefordert (Rabe et al. 2013). Zumindest kann man mit einer leichten Beinhochlagerung das Kaliber der zu sklerosierenden Varize deutlich vermindern, was die Effektivität günstig beeinflusst. Bei allen Prozeduren darf nicht vergessen werden, dass die sklerosierende Wirkung des Schaums nur 1–2 sec anhält. Somit darf man nicht davon ausgehen, dass ein nach längerer Zeit (5–30 sec) im Ultraschall sichtbarer Schaum in von der Injektionsstelle entfernten Regionen noch eine therapeutische Wirkung hat. Sogar am Folgetag nach der Therapie kann man sonografisch oft noch Schaumstrukturen in der erfolgreich sklerosierten Vene nachweisen. Schaumbläschen verteilen sich in der normalen Kreislaufzeit im ganzen Körper und können deshalb auch mit den modernen, sehr empfindlichen bildgebenden Verfahren im ganzen Körper nachgewiesen werden. Ihre sklerosierende Wirkung haben sie dabei aber längst verloren.

Im Allgemeinen kann man davon ausgehen, dass die Injektion von 2–5 ml Schaum in eine mittelkalibrige Vene (5–7 ml) einen ca. 20 cm langen Verschluss zur Folge hat. Dabei ist die Verschlusslänge bei oberflächlichen Seitenästen etwas größer als bei den tiefer liegenden Stammvenen. Für die Schaumsklerotherapie retikulärer Venen ist aufgrund ihres schmäleren Kalibers oft die Injektion von nur 0,5 ml Schaum für einen längerstreckigen Verschluss ausreichend. Für die erfolgreiche Sklerotherapie der langstreckig insuffizienten V. saphena magna sind meist 2–3 Injektionen ausreichend (nicht mehr als 3–4 ml pro Punktion), für die Sklerosierung der V. saphena parva 1–2 Injektionen.

Es hat sich bewährt, die Varikose nicht gleich in der ersten Therapiesitzung vollständig zu behandeln, was meist ohnehin nicht möglich ist. Vielmehr sollte ein begrenztes und gestaffeltes Vorgehen gewählt werden, bei dem die Sklerosierungsreaktion nach der ersten Sitzung für einige Tage abgewartet und dann erst weitertherapiert wird. Empfehlenswert ist eine erste Kontrolle nach 5–7 Tagen. Meist benötigt man für einen ausgedehnteren Befund anfangs nicht mehr als 3 Sitzungen. Spätere Kontrollen und eventuell nötige „Nachsklerosierungen" kann man dann nach 4–6 Wochen durchführen. Zu diesem Zeitpunkt sind auch Stichinzisionen mit einem kleinen Skalpell oder einer großlumigen Kanüle mit anschließender Expression der intravasalen Koagula noch gut möglich. Die Inzisionsstelle kann mit einem Vereisungsspray kurz vorbehandelt werden, eine Lokalanästhesie ist nicht nötig.

> Pro Therapiesitzung und Tag sollte nicht mehr als 10 ml Schaum (hergestellt aus Raumluft) injiziert werden.

Der optimale Kanülendurchmesser sollte zwischen 19G und 23G liegen. Neuere Untersuchungen haben zwar gezeigt, dass dünnere Nadeln den Schaum nicht zu zerstören scheinen – im Ultraschallbild sind diese aber schlechter bzw. gar nicht sichtbar. Die Punktion und Injektion mit einer Venenverweilkanüle erhöht die Sicherheit.

Kathetergestützte Schaumsklerosierung (Catheter-directed foam sclerotherapy [CDS]) der Stammvenen

Neben der Direktpunktion mit bereits aufgesetzter Spritze und der Technik der offenen Nadel, bei der erst nach der Punktion die Spritze aufgesetzt wird, findet die Kathetertechnik bei der Therapie der Stammvenen erfolgreich Anwendung (Wildenhues 2005; Hahn et al. 2007). Milleret und Tessari beschrieben bereits Ende der 1990er-Jahre die mit langen Kathetern gestützte Schaumsklerosierung (Milleret et al. 2004). Die Technik wurde international modifiziert. Das Prinzip beruhte ursprünglich auf der Seldinger-Technik, wobei nach Punktion der V. saphena magna unterhalb des Knies ein Katheter entlang eines Führungsdrahtes unter Ultraschallkontrolle bis kurz vor die Mündung der Stammvene vorgeschoben und platziert wird. Heute werden auch Katheter ohne Führungsdraht verwendet (Devereux et al. 2014) (▶ Abb. 6-10). Der Vorteil dieser

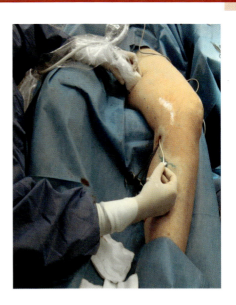

Abb. 6-10 Katheterschaumverödung (mit freundlicher Genehmigung von N. Devereux)

Methode ist der singuläre Zugangspunkt unterhalb des Knies. Die V. saphena magna ist dabei auch bei sehr adipösen Patienten gut erreichbar. Nachdem ursprünglich eine vollständige Applikation der gesamten Schaummenge in der Nähe der Saphenamündung erfolgte, wurden mittlerweile Techniken entwickelt, die eine fraktionierte Applikation des Schaums beim Zurückziehen über die gesamte Insuffizienzstrecke vorsehen. Von vielen „Kathetertherapeuten" wird eine kurzzeitige Kompression der saphenofemoralen Junktion mit dem Schallkopf durchgeführt, um dadurch ein schnelles Abströmen des Schaums in die Beckenvenen und eine möglichst lange Kontaktzeit des Schaums mit der Varizenwand zu erzeugen. Es wurden auch spezielle Katheter mit blockierenden Ballons entwickelt (Brodersen u. Geismar 2007). Obwohl über initial sehr gute Ergebnisse bei der Kathetersklerotherapie berichtet wurde, liegen keine vergleichenden Untersuchungen mit der Direktpunktion und -injektion vor. In einer aktuellen Studie wurde die CDS bei 94 von 100 Patienten erfolgreich durchgeführt (Williamson et al. 2013). Nach einem Jahr waren 84 % der Patienten mit dem Therapieergebnis zufrieden. 70 % der Stammvenen waren komplett verschlossen, 14 % waren teilweise verschlossen und 15 % waren rekanalisiert. Es ereigneten sich keine ernsten unerwünschten Wirkungen, wobei Raumluftschaum und ein maximales Schaumvolumen von 10 ml in einer einzigen Behandlungssitzung appliziert wurden. Möglicherweise hätte man mit wiederholten Behandlungen, wie bei anderen Methoden der Schaumsklerosierung, höhere Verschlussraten erzielt.

Auch die Katheterschaumtechnik wird im Allgemeinen unter Hochlagerung des Beins durchgeführt. Eine Kompression der Leistenregion mit der Hand oder dem Schallkopf wird in den neuen Leitlinien nicht (mehr) empfohlen. Untersuchungen von Hill et al. (2008) konnten zeigen, dass es günstiger ist, wenn der Schaum kontinuierlich über die proximalen Bein- und die Beckenvenen abfließt. Eine bolusartige Entleerung der Beinvenen bei der Aufhebung einer Leistenkompression sollte vermieden werden. Auch in den neuen Europäischen Leitlinien (Rabe et al. 2013) halten die Autoren die Kompression der Crosse für nicht zwingend notwendig, ebenso wenig wie die Anhebung oder Hochlagerung des Beins während der Therapie.

Behandlung von kleineren Seitenästen

Sicht- und tastbare **Seitenäste** und **kleine Varizen**, manchmal ohne Insuffizienz der Stammvenen, können mit der konventionellen Technik ohne Ultraschallkontrolle sklerosiert werden. Vorheriges Anzeichnen mit einem Hautmarker oder die Punktion der Varizen im Stehen auf einer Kippliege erleichtern das Prozedere (▶ Abb. 6-11). Bei dieser Technik kann auch ein Butterfly® mit kurzem Schlauch eingesetzt werden. Bei der Punktion am liegenden Patienten kann die Ortung der Varize mit einer Dioden-Farblicht-Durchleuchtung

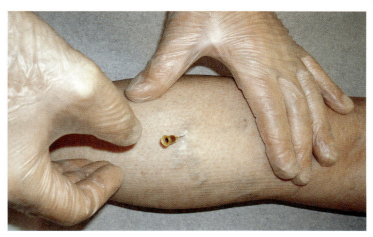

Abb. 6-11 Punktion der Varizen (offene Nadeltechnik) auf einer Kippliege

der Haut (Veinlite®) hilfreich sein. Eine fehlerhafte paravenöse Injektion wird durch das Entstehen einer Schaumquaddel sofort bemerkt, was einen sofortigen Abbruch des Injektionsvorgangs nötig macht. Kleine Mengen des Schaums im perivaskulären Gewebe haben in aller Regel keine bleibenden Hautschäden zur Folge; eine kleinflächige Hautrötung kann auftreten und verschwindet wieder nach einigen Tagen.

Besonders wichtig ist die fortwährende Kommunikation mit dem Patienten während des Injektionsvorgangs. Die Injektion muss immer schmerzlos sein (abgesehen vom geringen Punktionsschmerz). Werden vom Patienten Schmerzen oder ein Brennen angegeben, muss die Injektion sofort beendet werden. Dieser Grundsatz gilt für die Sklerotherapie von Venen jeden Kalibers, auch für retikuläre Varizen und Besenreiser.

Behandlung von Sonderformen

Unter den Sonderformen bei der Behandlung mit Schaum sind hier venöse Malformationen aufgeführt. Hierbei handelt es sich um angeborene Veränderungen am Gefäßsystem.

Früher wurden venöse Malformationen oft chirurgisch angegangen, heute sind diese Malformationen sehr gut mit einer Schaumsklerotherapie zu behandeln.

> **CAVE**
> Es muss sicher abgeklärt sein, dass es sich um venöse Malformationen handelt und keine arteriovenösen Shunts vorliegen, andernfalls kann es nach der Schaumverödung zu Nekrosen kommen.

Sind arteriovenöse Shunts vorhanden, kann man in den Venen der Malformation oft ein arterielles Pulssignal ableiten und die in der direkten Umgebung liegenden Arterien weisen ein monophasisches Flusssignal auf.

Erhöhung der Sicherheit nach der Verödung

Um die Sicherheit nach der Schaumverödung zu erhöhen, wird Folgendes empfohlen:
- Vermeiden der sofortigen Kompression über injizierten Gefäßabschnitten
- Ultraschallkontrolle der Schaumlokalisation
- Injektion von viskösen Schäumen
- keine Patienten- oder Beinbewegung über 2–5 min, kein Valsalva-Manöver oder Muskelanspannung
- Das maximale applizierte Schaumvolumen (hergestellt aus Raumluft) pro Bein und/oder pro Therapiesitzung sollte 10 ml nicht überschreiten!

6.4 Postsklerotherapeutische Kompression

Nach der Behandlung wird bei uns ein Kompressionsverband mit Pelotte über den sklerosierten Arealen angelegt (▶ Abb. 6-12) und der Patient aufgefordert, 20 min lang spazieren zu gehen. Andere Sklerotherapeuten hingegen legen keinen Kompressionsverband an, machen eine nur lokal exzentrische Kompression der behandelten Areale oder lassen den Patienten sofort einen Kompressionsstrumpf der Kompressionsklasse 2 anziehen. Auch europaweit herrscht diesbezüglich Uneinigkeit; tatsächlich gibt es einen regelrechten internationalen Streit über die Notwendigkeit einer postsklerotherapeutischen Kompressionstherapie, deren Nutzen nur für die Sklerosierung von Besenreisern nachgewiesen ist (Kern et al. 2007).

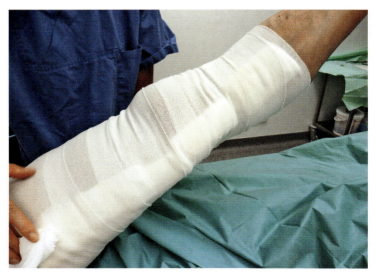

Abb. 6-12 Postsklerotherapeutische Kompressionstherapie

Wird ein Verband eingesetzt, kann dieser nach 12–24 h entfernt werden. Die Kompressionstherapie wird bei uns mit einem Kompressionsstrumpf der Kompressionsklasse 2 für den Zeitraum von 3 Wochen weitergeführt (nur tagsüber). Die erste postsklerotherapeutische Kontrolle wird allgemein nach 5–7 Tagen empfohlen. Nach sonografischer Kontrolle der Verödungsreaktion, die immer erst nach einigen Tagen erfolgen sollte, kann entschieden werden, ob Nachinjektionen nötig sind.

6.5 Kontraindikationen und unerwünschte Wirkungen

Neben den absoluten und relativen Kontraindikationen für die Sklerotherapie allgemein (▶ Tab. 6-3) müssen bei der Schaumsklerotherapie spezielle Kontraindikationen beachtet werden. So können bei der Anwendung von Sklerosierungsschaum (verglichen mit Flüssigkeit) gering vermehrt folgende Nebenwirkungen auftreten:
- Phlebitiden
- Sehstörungen
- Migräne
- passagere zentralnervöse Störungen (extrem selten)

Fokal neurologische Ausfälle wurden bisher in Zusammenhang mit einem offenen Foramen ovale beschrieben (Breu u. Partsch 2006; Parsi 2012). Das Auftreten tiefer Beinvenenthrombosen korreliert u. a. mit dem Volumen des applizierten Schaums pro Injektionsstelle und Bein bzw. Therapiesitzung (Myers et al. 2007).

Während der 2. Europäischen Konsensuskonferenz 2006 (Breu et al. 2008) hat man sich besonders mit den sich daraus ergebenden spezifischen Kontraindikationen befasst und die im Folgenden dargelegten Empfehlungen gegeben.

Tab. 6-3 Kontraindikationen für die Sklerotherapie (nach Rabe et al. 2013)

Absolute Kontraindikationen	Relative Kontraindikationen
<ul><li>bekannte Allergie auf das Sklerosierungsmittel</li><li>akute venöse Thromboembolie</li><li>lokale Infektionen im Therapiebereich oder schwere generalisierte Infektion</li><li>längerfristige Immobilität oder Bettlägerigkeit</li></ul>	<ul><li>Schwangerschaft und Stillzeit</li><li>fortgeschrittene periphere arterielle Verschlusskrankheit</li><li>schlechter Allgemeinzustand</li><li>starke Allergieneigung</li><li>hohes thromboembolisches Risiko (abgelaufene Thromboembolie in der Vorgeschichte, bekannte schwere Thrombophilie, aktives Malignom)</li><li>akute Thrombophlebitis</li></ul>
Zusätzlich gilt für die **Schaumsklerotherapie**:	
bekannter symptomatischer Rechts-Links-Shunt (z. B. symptomatisches offenes Foramen ovale)	neurologische Störungen einschließlich Migräne im Rahmen einer früheren Sklerotherapie

Eine laufende Antikoagulation ist **keine Kontraindikation**!

CAVE

Thromboembolien (TE) in der Patientenvorgeschichte und/oder Hochrisikopatienten für TE sind eine *relative* Kontraindikation für die Schaumsklerosierung.

Bei Patienten mit **Thromboembolien** in der Vorgeschichte und/oder einem hohen Erkrankungsrisiko diesbezüglich sollte folgendermaßen vorgegangen werden:
- Heparinprophylaxe (7 Tage niedermolekulares Heparin in prophylaktischer Dosis)
- Einhaltung entsprechender Leitlinien zur Thromboembolieprophylaxe bei Hochrisikopatienten
- Verwendung niedriger Konzentrationen des Verödungsmittels

- Verwendung kleiner Schaumvolumina
- Durchführung in Abwägung des derzeitigen Thromboserisikos (durch sorgfältige Anamneseerhebung)

> **CAVE**
>
> Eine bekannte **Thrombophilie** (mit hohem Risiko für TE) ist eine *relative* Kontraindikation für die Schaumsklerosierung.

Wenn ein Patient mit bekannter **Thrombophilie**, insbesondere schwerer Thrombophilie (z. B. homozygote Faktorenmutationen, Antithrombinmangel u. a.) mittels Schaumsklerosierung behandelt werden soll, wird Folgendes empfohlen:
- Heparinprophylaxe (konform mit den entsprechenden Leitlinien), Prophylaxe durch physikalische Maßnahmen
- Verwendung von geeigneten Konzentrationen und Schaumvolumina für die zu behandelnde Vene
- individuelle Entscheidung von Fall zu Fall (Abwägung von Nutzen und Risiko bezüglich der jeweiligen Indikation)

> Bezüglich des Thromboserisikos bei der Schaumsklerosierung gilt: „In dubio pro Heparin."

Vor einer Schaumsklerosierung ist es aber grundsätzlich nicht notwendig, laborchemisch nach Thrombophilien zu suchen.

> **CAVE**
>
> Ein bekanntes **asymptomatisches offenes Foramen ovale** ist eine *relative* Kontraindikation für die Schaumsklerosierung.

Bei Patienten mit bekanntem **asymptomatischen offenem Foramen ovale** wird zu folgendem Vorgehen geraten:
- länger in Rückenlage liegen bleiben (zwischen 8 und 30 min)
- Verwendung geringer Schaumvolumina (2 ml)
- Vermeidung von Valsalva-Manövern
- Verwendung flüssiger Sklerosierungsmittel
- Beinelevation um 30 cm

> **CAVE**
>
> Ein bekanntes **symptomatisches offenes Foramen ovale** ist eine **absolute** Kontraindikation für die Schaumsklerosierung!

Das seltene Auftreten passagerer Sehstörungen (in bis zu 0,5 % der Fälle) konnte inzwischen als ophthalmoplegische Migräne identifiziert werden (Künzelberger et al. 2006). Bei Patienten mit Migräneanamnese scheinen sie häufiger aufzutreten. Migräneanfälle sind auch bei der Flüssigverödung beschrieben worden, wenn auch seltener.

Die Häufigkeit tiefer Beinvenenthrombosen, meistens in Form von Muskelvenenthrombosen am Unterschenkel, wird mit 0 % bis 0,93 % angegeben. Nach Applikation sehr großer Schaumvolumina (bis 52 ml pro Sitzung) liegt sie zwischen 4 % und 6 %, was zeigt, dass eine strikte Begrenzung des applizierten Schaumvolumens nötig ist (s. u.). Vorübergehend schmerzhafte Phlebitiden werden in bis zu ca. 5 % der Fälle beschrieben.

Häufigste unerwünschte Wirkung ist das Auftreten ästhetisch störender Hyperpigmentierungen („the ghost of the vein"). In einer eigenen prospektiven Untersuchung zur Schaumverödung sahen wir sie in über 15 % der Fälle. Die meisten sind selbstlimitierend und verschwinden nach einigen Wochen bis Monaten wieder. Sehr selten persistieren sie länger als ein Jahr. Deshalb stellen sehr oberflächlich liegende mittel- bis großkalibrige Varizen, speziell bei jüngeren

Frauen, bei uns eine relative Kontraindikation für die Schaumverödung dar.

Gemäß den Europäischen Leitlinien zur Sklerotherapie (Rabe et al. 2013) kann man alle bisher beschriebenen unerwünschten Wirkungen nach der Häufigkeit ihres Auftretens wie folgt beschreiben:

- **Sehr häufig und häufig (> 10 % bis > 1 %):**
  - Hyperpigmentierung (▸ Abb. 6-13)
  - teleangiektatisches Matting
  - Phlebitis
- **Selten und sehr selten (> 0,01 % bis < 1 %):**
  - distale tiefe Venenthrombose
  - Sehstörungen
  - Nervenverletzung
  - lokale allergische Reaktion

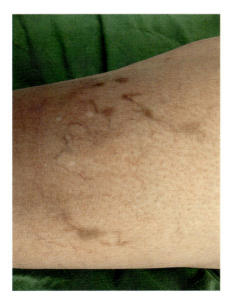

Abb. 6-13 Hyperpigmentierung nach Schaumsklerosierung

- **Äußerst selten (< 0,01 %) und Einzelfallberichte:**
  - Anaphylaxie
  - ausgedehnte Gewebsnekrosen
  - zentral neurologische Ereignisse
  - proximale Venenthrombose
  - Lungenembolie
  - Läsion motorischer Nerven
  - Engegefühl der Brust
  - trockener Husten
  - Hautnekrose

Es wird empfohlen, die Schaumsklerosierung in speziellen Kursen und Hospitationszentren theoretisch und vor allem auch praktisch zu erlernen (Informationen z. B. unter www.ag-sklerotherapie.de).

Literatur

Beckitt T, Elstone A, Ashley S. Air versus physiological gas for ultrasound guided foam sclerotherapy treatment of varicose veins. Eur J Vasc Endovasc Surg 2011; 42: 115–9.

Breu FX, Guggenbichler S. European consensus meeting on foam sclerotherapy. April, 4–6, 2003, Tegernsee, Germany. Dermatol Surg 2004; 30:709–17.

Breu FX, Partsch B. Reversible neurologische Komplikationen bei der Schaum-Sklerotherapie. Phlebologie 2006; 3: 115–6.

Breu FX, Guggenbichler, Wollmann JC. 2nd European Consensus Meeting on Foam Sclerotherapy 2006, Tegernsee, Germany. Vasa 2008; 37 Suppl 71: 1–29.

Brodersen JP, Geismar U. Catheter-assisted vein sclerotherapy: a new approach for sclerotherapy oft the long saphenous vein with double-lumen balloon catheter. Dermatol Surg 2007; 33: 469–75.

Cavezzi A, Tessari L. Foam sclerotherapy techniques: different gases and methods of preparation, catheter versus direct injection. Phlebology 2009; 24: 247–51.

Devereux N, Recke AL, Westermann L, Recke A, Kahle B. Catheter directed foam sclerotherapy of great saphenous veins in combination with pre-treatment reduction of the diameter employing the principals of perivenous tumescent local anesthesia. Eur J Vasc Endovasc Surg 2014; 47: 187–95.

Eckmann DM, Kobayashi S, Li M. Microvascular embolization following Polidocanol microfoam sclerosant administration. Derm Surg 2005; 31: 636–43.

Hahn M, Schulz T, Jünger M. Sonographically guided, transcatheter foam sclerotherapy of the great saphenous vein. Medical and economic aspects. Phlebologie 2007; 36: 309–12.

Hamel-Desnos C, Desnos P, Wollmann JC, Ouvry P, Mako S, Allaert FA. Evaluation of the efficacy of Polidocanol in the form of foam compared with liquid form in sclerotherapy of the long saphenous vein: Initial results. Dermatol Surg 2003; 29:1170–5.

Hesse G, Breu FX, Kuschmann A, Hartmann K, Salomon N. Sclerotherapy using air- or CO2-O2-foam. Phlebologie 2012; 41: 77–88.

Hill D, Hamilton R, Fung T. Assessment of techniques to reduce sclerosant foam migration during ultrasound-guided sclerotherapy of the great saphenous vein. J Vasc Surg 2008; 48: 934–9.

Kern P, Ramelet AA, Wütschert R, Hayoz D. Compression after sclerotherapy for telangiectasias and reticular leg veins. A randomized controlled study. J Vas Surg 2007; 45: 1212–6.

Künzelberger B, Pieck C, Altmeyer P, Stücker M: Migraine ophthalmique with reversible scotomas after sclerotherapy with liquid 1 % polidocanol. Derm Surg 2006; 32: 1410–3.

Milleret R, Garandeau C, Brel D, Allaert FA. Foam sclerotherapy of the great saphenous veins via ultrasound-guided catheter in an empty vein: the alpha-technique. Phlebologie 2004; 57: 15–8.

Monfreux A: Traitement Sclérosant des Troncs Saphèniens et leurs Collatèrales de Gros Calibre par la Méthode Mus. Phlébologie 1997; 50: 351–3.

Morrison N, Neuhardt DL, Rogers CR, McEown J, Morrison T, Johnson E, Salles-Cunha SX. Comparison of side effects using air and carbon dioxide foam for endovenous chemical ablation. J Vasc Surg 2008; 47: 830–6.

Morrison N, Neuhardt DL, Rogers CR, McEown J, Morrison T, Johnson E, Salles-Cunha SX. Incidence of side effects using carbon dioxide-oxygen foam for chemical ablation of superficial veins of the lower extremity. Eur J Vasc Endovasc Surg 2010; 40: 407–13.

Myers K A, Jolley D, Clough A, Kirwan J. Outcome of ultrasound-guided sclerotherapy for varicose veins: Medium-term results assessed by ultrasound surveillance. Eur J Vasc Endovasc Surg 2007; 33: 116–21.

Parsi K. Paradoxical embolism, stroke and sclerotherapy. Phlebology 2012; 27: 147.

Rabe E, Breu F X, Cavezzi A, Coleridge-Smith P, Frullini A, Gillet JL, Guex JJ, Hamel-Desnos C, Kern P, Partsch B, Ramelet AA, Tessari L, Pannier F; for the Guideline Group: European guidelines for sclerotherapy in chronic venous disorders. Phlebology 2013; 29: 338–54.

Wildenhues B. Endovenöse kathetergestützte Schaumsklerosierung. Eine neue Methode zur minimal-invasiven Therapie der Stammvarikosis der Vena saphena magna und parva. Phlebologie 2005; 34: 165–70.

Williamson C, Danielsson P, Smith L. Catheter-directed foam sclerotherapy for insufficiency of the great saphenous vein: occlusion rates and patient satisfaction after one year. Phlebology 2013; 28: 80–5.

Wollmann JC. The history of sclerosing foams. Dermatol Surg 2004; 30: 694–703.

Wollmann JC. Sclerosant foam stabilities, physical properties and rheological behavior. Phlebologie 2010; 4: 208–17.

Ausgewählte weiterführende Literatur

Cavezzi A, Frullini A, Ricci S, Tessari L. Treatment of varicose veins by foam sclerotherapy: Two clinical series. Phlebology 2002; 17: 13–8.

Ceulen RP, Bullens-Goessens YI, Pi-Van De Venne SJ, Nelemans PJ, Veraart JC, Sommer A. Outcomes and side effects of duplex-guided sclerotherapy in the treatment of great saphenous veins with 1% versus 3% Polidocanol foam: Results of a randomized controlled trial with 1-year follow-up. Dermatol Surg 2007; 33: 276–81.

Guex JJ, Allaert FA, Gillet JL, Chleir F. Immediate and midterm complications of sclerotherapy: Report of a prospective multicenter registry of 12,173 sclerotherapy sessions. Dermatol Surg 2005; 31: 123–8.

Partsch B. Die Schaumverödung – eine Renaissance der Sklerotherapie. Phlebologie 2004; 33: 30–6.

Pascarella L, Bergan JJ, Mekenas LV. Severe chronic venous insufficiency treatet by foam sclerosant. Ann Vasc Surg 2006; 20: 83–91.

Rabe E, Otto J, Schliephake D, Pannier F. Efficacy and Safety of Great Saphenous Vein Sclerotherapy Using Standardised Polidocanol Foam (ESAF): A Randomised Controlled Multicentre Clinical Trial. Eur J Endovasc Vasc Surg 2008; 35: 238–45.

Schadeck M, Allaert FA: Résultats à long terme de la Sclèrothérapie des Saphènes internes. Phlébologie 1997; 50: 257.

Yamaki T, Nozaki M, Iwasaka S. Comparative study of duplex-guided foam sclerotherapy and duplex-guided liquid sclerotherapy for the treatment of superficial venous insufficiency. Dermatol Surg 2004; 30: 718–22.

Anhang

Aufklärungsbögen

(stehen für DGP- und AG-Endo-Mitglieder kostenfrei unter www.ag-endo.de zum Download zur Verfügung)

Aufklärungsbogen 1:

Patienteninformation und Aufklärung zu endovenösen Katheter-Verfahren bei der Behandlung von Krampfadern
⇨ www.schattauer.de/index.php?id=5101

Aufklärungsbogen 2:

Patienteninformation und Aufklärung zu endovenösen thermischen Katheter-Verfahren bei der Behandlung von Krampfadern
⇨ www.schattauer.de/index.php?id=5101

Aufklärungsbogen 3:

Patienteninformation und Aufklärung zu endovenösen nicht-thermischen Katheter-Verfahren bei der Behandlung von Krampfadern
⇨ www.schattauer.de/index.php?id=5101

Protokolle zu den endovenösen Verfahren

Die Protokolle können für das Qualitätsmanagement verwendet und im OP aufgehängt werden.

Allgemeine Behandlungsrichtlinien

1. OP-Bereich steril abwaschen und mit sterilen Tüchern abdecken. Auf Sterilität achten (steriler OP-Kittel, sterile Handschuhe)!
2. Vorbereiten des OP-Tisches:
   – Sterile ES-Kompressen (10 × 10 cm) bereitlegen.
   – Tumeszenzpumpenschlauch bereitlegen, bei weiteren nachfolgenden endovenösen OPs: Heidelberger Verlängerung.
   – Hohlräume (Schleusen, evtl. Katheter) mit NaCl spülen.

Venefit© (VNUS) Closure FAST™

Vorbereitung

- Venefit©-Katheter auswählen (Katheterlänge 60 cm oder 100 cm, 7 cm Heizelement oder 3 cm Heizelement).
- Einführset (Venenverweilkanüle [18G], Draht, Schleuse [7F], steriler Ultraschallbezug, steriles Ultraschallgel).
- 11er-Skalpell und Spritze mit kleiner Menge eines Lokalanästhetikums

Besondere Voreinstellungen am Gerät

Keine

Bei zusätzlicher Exhairese

- z. B. Varady-Haken + 2 Moskito-Klemmen
- Klammerpflaster

Vorgehen

1. Punktion der Vene mittels grüner Venenverweilkanüle (18G), Einführen des Drahtes, Entfernung der Kanüle, kleine Lokalanästhesie und Schnitterweiterung mit 11er-Skalpell, Positionierung der Schleuse, Entnahme des Drahtes.
2. Abmessen der Länge des Venefit©-Katheters.
3. Einführen des Katheters, Positionierung in der Crosse.
4. Einspritzen der Tumeszenzlokalanästhesie (TLA).
5. Kopftieflage, Beine hochlagern.
6. Beginn der Behandlung; in der Leiste mind. 2 RF-Zyklen, danach bei Bedarf 1 oder mehrere Zyklen. Ein Zyklus dauert 20 sec. Nach einem Zyklus jeweils bis zur nächsten Markierung zurückziehen.

7. Wenn an dem Katheter eine lange geriffelte Markierung erscheint, noch einen weiteren Zyklus durchführen, anschließend die Schleuse so weit herausziehen, bis die geriffelte Markierung wieder verdeckt ist. Danach den Katheter erneut herausziehen, bis die gesamte geriffelte Markierung zu sehen ist, und wieder einen Venefit©-Zyklus durchführen. Anschließend die Schleuse ganz herausziehen.
8. Den Katheter so weit herausziehen, bis am Hautschnitt 3 weiße Strich-Markierungen auf dem Katheter zu sehen sind; jetzt ist ein weiterer Zyklus möglich.
9. Anschließend Katheter ganz herausziehen.
10. Ende der Behandlung.

Laser (1470/1550 nm)

Vorbereitung

- Laserfaser mit radiärer Abstrahlung auswählen.
- Einführset (Punktionsnadel [18G], Draht, Schleuse [6F], steriler Ultraschallbezug, steriles Ultraschallgel).
- Bei einer radiären Slim-Faser wird kein Einführset benötigt, nur eine 16G-Venenverweilkanüle, ein steriler Ultraschallbezug sowie steriles Ultraschallgel.

Besondere Voreinstellungen am Gerät

1. Den Anweisungen am Gerät folgen.
2. Einstellen der Wattstärke:
   - Behandlung der **Vena saphena magna**: 10 Watt
   - Behandlung der **Vena saphena parva**: 7–8 Watt
3. „Standby/Bereit" drücken.
4. Anschließend Energiedosiseinstellung (J) nach folgendem Schema:

   Venendurchmesser (ca. 3 cm distal der Crosse) × 7 = Energiedosis

   (d. h. 7 J pro mm; der so ermittelte Wert wird aufgerundet, z. B.: 6 mm Venendurchmesser × 7 = 42 → 50 J am Gerät einstellen)

Bei zusätzlicher Exhairese

- z. B. Varady-Haken + 2 Moskito-Klemmen
- 11er-Skalpell
- Klammerpflaster

Vorgehen

1. Punktion der Vene mittels beiliegender Nadel oder grüner Venenverweilkanüle (18G), Einführen des Drahtes, Entfernung der Kanüle, Positionierung der Schleuse, Entnahme des Drahtes.
2. Abmessen der Länge der Laserfaser.
3. Einführen der Faser, Positionierung in der Crosse.
4. Einspritzen der Tumeszenzlokalanästhesie.
5. Kopftieflage, Beine hochlagern.
6. Beginn der Behandlung: Kontinuierliches Zurückziehen der Sonde; der Fußschalter bleibt dauerhaft gedrückt, dabei sollte das Tonsignal jeweils bei der schwarzen Markierung ertönen.
7. Wenn an der Faser ein größerer schwarzer Balken erscheint, Schleuse vollständig herausziehen und dann Behandlung fortsetzen (Kontrolle der schwarzen Markierungen am Hautschnitt), bis erneut ein größerer schwarzer Balken erscheint.
8. Anschließend Sonde herausziehen.
9. Ende der Behandlung.

RFITT© (radiofrequenzinduzierte Thermotherapie)

Vorbereitung

- RFITT©-Katheter.
- Einführset (Venenverweilkanüle [18G], Draht, Schleuse [5F], steriler Ultraschallbezug, steriles Ultraschallgel).

Besondere Voreinstellungen am Gerät

18 Watt einstellen.

Bei zusätzlicher Exhairese

- z. B. Varady-Haken + 2 Moskito-Klemmen
- 11er-Skalpell
- Klammerpflaster

Vorgehen

1. Punktion der Vene mittels beiliegender Nadel oder einer Venenverweilkanüle (16 oder 18G), Einführen des Drahtes, Entfernung der Kanüle, Positionierung der Schleuse, Entnahme des Drahtes.
2. Abmessen der Länge des RFITT©-Katheters. Abziehen der Schutzkappe von der Katheterspitze.
3. Einführen des Katheters, Positionierung in der Crosse.
4. Einspritzen der Tumeszenzlokalanästhesie (falls erforderlich).
5. Kopftieflage, Beine hochlagern.
6. Beginn der Behandlung: Kontinuierliches Zurückziehen des Katheters, der Fußschalter bleibt dauerhaft gedrückt, dabei sollte das Tonsignal einen gleichbleibenden Ton ergeben. Ertönt ein Piepssignal, ist die Rückzugsgeschwindigkeit inkorrekt oder die Katheterspitze karbonisiert.

Falls die Katheterspitze karbonisiert ist: Katheter herausziehen, Katheterspitze mit NaCl säubern und erneut Katheter einführen und Behandlung fortführen.

Die ersten (proximalen) 2–3 cm der V. s. magna mind. 2 × behandeln. Eventuell im weiteren Verlauf der Vene auch mehrere Behandlungszyklen durchführen (je nach Durchmesser der Vene), dann Sonde bis zum proximalen Verschluss vorschieben (duplexsonografisch kontrolliert) und erneut bei gedrücktem Fußschalter kontinuierlich zurückziehen.

7. Ertönt ein Piepssignal (und Katheterspitze ist nicht karbonisiert), hat die Sonde die Schleuse erreicht. Schleuse vollständig herausziehen und danach Behandlung fortsetzen, bis geriffelte Markierung auf dem Katheter erscheint.
8. Anschließend Katheter herausziehen.
9. Ende der Behandlung.

Heißdampf (SVS)

Vorbereitung

- SVS-Katheter.
- Venenverweilkanülen (Größen 22G [für Seitenäste] bis 16G [für SVS-Katheter]), steriler Ultraschallbezug, steriles Ultraschallgel, evtl. Adapter (bei Behandlung der Seitenäste ohne SVS-Katheter), Rückschlagventil.

Besondere Voreinstellungen am Gerät:
1. Handstück mittels Schraubenschlüssel befestigen (Handstück kann nach Gebrauch bei 134 °C sterilisiert werden).
2. Validierung durchführen, d. h. auf den Knopf „VAL" am Gerät drücken und den Anweisungen folgen (5× den Startknopf betätigen).
3. SVS-Katheter auf Handstück aufschrauben oder bei Behandlung von Seitenästen Adapter aufschrauben und Rückschlagventil aufstecken.

Vorgehen
1. Punktion der Vene mittels grauer Venenverweilkanüle (16G).
2. Abmessen der Länge des SVS-Katheters.
3. Einführen des Katheters, Positionierung 3 cm vor der saphenofemoralen oder saphenopoplitealen Einmündung.
4. Einspritzen der Tumeszenzlokalanästhesie.
5. Kopftieflage, Beine hochlagern.
6. Beginn der Behandlung: Druck auf den Fußschalter löst Impulse aus. In der Leiste doppelt so viele Impulse geben, wie sonst im weiteren Verlauf gegeben werden (s. u.).

7. Danach Abgabe der Impulse nach folgendem Schema:
   - Venendurchmesser ≤7 mm: jeweils 2 Impulse pro Markierung
   - Venendurchmesser 7–12 mm: 3 Impulse pro Markierung
   - Venendurchmesser >12 mm: 4 Impulse pro Markierung
8. Wenn an der Sonde eine geriffelte Markierung erscheint, Entfernung der Venenverweilkanüle. Dann noch weitere 5 cm behandeln und anschließend Sonde herausziehen.
9. Behandlung von Seitenästen mittels Adapterstück + Rückschlagventil, welche direkt auf das Handstück aufgesetzt werden. (Falls die Behandlung unter Vollnarkose erfolgt, ist trotzdem zur Kühlung eine Tumeszenzlokalanästhesie notwendig). Die Seitenäste mit blauen (22G) Venenverweilkanülen ca. alle 10 cm punktieren. Dann Handstück + Adapterstück mit Rückschlagventil verbinden, auf Venenverweilkanüle aufsetzen und 1–7 Impulse geben (je größer bzw. geschlängelter der zu behandelnde Bereich, desto höher die Anzahl der Impulse). Darauf achten, dass der Schlauch der Venenverweilkanüle vollständig innerhalb der Vene zu liegen kommt (oder auf ausreichenden Hautschutz achten), sonst besteht Gefahr von Hautverbrennungen.
10. Anschließend alle Venenverweilkanülen entfernen.
11. Ende der Behandlung.

ClariVein© Katheterverödung

Vorbereitung

- ClariVein©-Katheter auswählen (45 cm oder 60 cm)
- Venenverweilkanüle (18G), steriler Ultraschallbezug, steriles Ultraschallgel.
- 2%iges (teilweise auch 3%iges) flüssiges Aethoxysklerol® in 5 ml-Spritzen aufziehen (Spritzen müssen leichtgängig sein; eine 5 ml-Spritze ist im Katheter-Set vorhanden), auf Maximaldosen achten.

Voreinstellung am Handstück

Drehknopf auf Position „H" stellen.

Bei zusätzlicher Exhairese

- Tumeszenzlokalanästhesie
- z. B. Varady-Haken + 2 Moskito-Klemmen
- 11er-Skalpell
- Klammerpflaster

Vorgehen

1. Punktion der Vene mittels grüner Venenverweilkanüle (18G).
2. Abmessen der Länge des ClariVein©-Katheters.
3. Einführen des Katheters.
4. Konnektierung des Katheters mit dem Handstück (Katheterspitze fährt 2 cm heraus), Positionierung des Katheters in der Crosse.
5. Kopftieflage, Beine hochlagern. Es wird keine Narkoseform benötigt.

6. Beginn der Behandlung: Kontinuierliches Zurückziehen des gerade gehaltenen Katheters (Aktivierung des Katheters durch Druck auf schwarze Taste am Handstück), dabei kontinuierlich Gabe von Aethoxysklerol® (gewichtsadaptiert).
7. Wenn an dem Katheter ein weißer Balken erschein, ist das Ende der Behandlung erreicht.
8. Handstück diskonnektieren, dann erst Katheter aus Vene entfernen.
9. Ende der Behandlung.

VenaSeal© Venenkleber

Vorbereitung

- Kleber aus Fläschchen in Spritze aufziehen (Nadel + Spritze im Set vorhanden).
- Spritze in Kleberpistole einsetzen, durch Drehen fixieren.
- Katheter (nicht mit NaCl spülen!) auf Pistole aufsetzen (Drehverschluss).
- Durch Betätigung der Klebepistole Kleber im Katheter bis kurz vor Katheterspitze vorschieben (Markierung auf Katheter).
- Venenverweilkanüle (G18), steriler Ultraschallbezug, steriles Ultraschallgel. 11er-Skalpell und Spritze mit kleiner Menge eines Lokalanästhetikums.

Bei zusätzlicher Exhairese
- Tumeszenzlokalanästhesie
- z. B. Varady-Haken + 2 Moskito-Klemmen
- Klammerpflaster

Vorgehen

1. Punktion der Vene mittels grüner Venenverweilkanüle (18G). Einführen des langen Drahtes, Kanüle entfernen, kleine Lokalanästhesie und Schnitterweiterung mit 11er-Skalpell.
2. Einführen der langen Schleuse, Positionierung ca. 5 cm vor der saphenofemoralen oder saphenopoplitealen Einmündung, dann Entfernung des Dilatators. CAVE: keine Membran auf Schleuse, es blutet!
3. Einführen des Katheters, Positionierung 1,5–5 cm vor der saphenofemoralen oder saphenopoplitealen Einmündung. CAVE: Katheterspitze ragt 5 cm aus Schleuse heraus.

4. Evtl. Kopftieflage und Beine etwas hochlagern. Es wird keine Narkoseform benötigt.
5. Mittels Ultraschallkopf Kompression der proximalen V. s. magna oder parva, dann Applikation eines Klebertropfens (Applikation dauert ca. 3 s, Kleber läuft langsam aus Katheter heraus). Direkt nach Applikation 1 cm Katheter zurückziehen und erneut einen Klebertropfen applizieren. Dann 3 cm zurückziehen und mit der Hand (oder Ultraschallkopf) den geklebten Bereich 3 min komprimieren.
6. Mit Ultraschallkopf Katheterspitze lokalisieren, Kompression der Vene mit dem Ultraschallkopf etwas proximal davon. Einen Klebertropfen applizieren, dann Katheter 3 cm zurückziehen und mit der Hand den geklebten Bereich 30 s komprimieren. Diesen Vorgang wiederholen, bis der Klebekatheter sichtbar wird (dieser ragt um ca. 5 cm aus der Schleuse heraus).
7. Anschließend Katheter mit schnellem Zug entfernen.
8. Ende der Behandlung.

Stellungnahme

Abrechnung der Ziffer A2883 der GOÄ bei den endoluminalen Verfahren zur Behandlung von Venenerkrankungen

Im Rahmen der Abrechnung oben genannter Verfahren wird regelmäßig der Ansatz der Ziffer A2883 neben A2882 als nicht berechtigt bemängelt, weil vom Inhalt her nicht durchgeführt.

Ich darf daher zunächst auf die offizielle GOÄ verweisen:

§ 6 *Absatz 2 lautet: selbständige ärztliche Leistungen, die in das Gebührenverzeichnis nicht aufgenommen sind, können entsprechend einer nach Art, Kosten und Zeitaufwand gleichwertigen Leistung des Gebührenverzeichnisses berechnet werden.*

Der Vorstand der BÄK hat schon zur GOÄ von 1982 „Grundsätze analoger Bewertungen" beschlossen und darin unter anderem zum Wahlverfahren ausgeführt:

„*Wenn eine analoge Abrechnung in Frage kommt, muss eine GOÄ Position gewählt werden, die in der technischen Durchführung, dem Zeitaufwand, dem Schwierigkeitsgrad und in den Kosten der erbrachten Leistung möglichst nahe kommt. Bei analoger Verwendung hat eine GOÄ Position aus demselben Leistungsabschnitt Vorrang, da hier die Vergleichbarkeit am offensichtlichsten ist* ".

Daraus ergibt sich aber auch eindeutig, dass natürlich nicht exakt die Inhalte der Ziffer erfüllt sein müssen, die für die analoge Berechnung herangezogen wird. Zeitaufwand und Schwierigkeitsgrad sind die wesentlichsten Parameter dafür, dass für die analoge Abrechnung endoluminaler Verfahren bei Behandlung von Venenerkrankungen die GOÄ Ziffern A2882 und A2883 auf Empfehlung des BVP und in Absprache mit der wissenschaftlichen Gesellschaft DGP herangezogen werden. Nachfolgend will ich dies auch gerne begründen:

Durch die entsprechende Markierung der GOÄ-Ziffer mit „A", handelt es sich nicht um die Behauptung, man hätte eine Krossektomie durchgeführt, sondern um eine analoge Abrechnungsziffer, die im Rahmen des endovenösen Therapieverfahrens den entsprechenden Aufwand beschreibt.

Bei dokumentierter richtiger Platzierung der Lasersonde, was durchaus zeitaufwendig ist, werden bis auf die V. epigastrica inferior, die verfahrensbedingt offen bleiben soll, die in der Krosse einmündenden Seitenäste durch die Lasertherapie genauso verschlossen wie die Vv. Perforantes im weiteren Verlauf der Gefäßobliteration beim Zurückziehen der Lasersonde. Dabei ist der Zeitaufwand sicher genauso groß wie für die operative Ligatur der Seitenäste in der Krosse.

Somit wäre de fakto an sich der Aufwand der Beseitigung bzw. der Verschluss der krossennah einmündenden Äste, die einen Reflux nach distal aufweisen können, ebenso korrekt erfolgt, wie auch umgekehrt bei Anwendung der Analogziffer der damit verbundene erhöhte Aufwand in Rechnung gestellt wird.

Auf dieser Überlegung und Erfahrung beruht die Empfehlung des Berufsverbandes der Phlebologen. Und dies ist ebenso in die Wertfindung der Selektivverträge mit einzelnen GKV's als auch dem Flächenvertrag zwischen der AOK BW und der KVBW eingegangen, der unter Beratung mit dem BVP zustande kam.

11.08.2013
Dr. med. Horst-E. Gerlach
Vorsitzender Berufsverband der Phlebologen e. V.

Sachverzeichnis

A

Abrechnung 62–67
- Gebührenordnung, neue, geplante 65
- Krankenkassen, private 62–65
- Vorschlag der Arbeitsgemeinschaft Endovenöse Verfahren zu Behandlung der Varikosis 66–67

ägyptisches Auge 11
Aethoxysklerol©-Konzentration, Schaumsklerosierung 182
allergische Reaktionen nach Schaumsklerosierung 199
Anästhesie 52–57
Anaphylaxie nach Schaumsklerosierung 201
Angiodysplasien 25–27
Anschlussbehandlung 157–159
Antikoagulation 160, 162
Apixaban (Eliquis©) 162
Aufklärung s. Patientenaufklärung
Aufklärungsbögen 42, 207

B

Bare-Laserfaser 37, 69, 93, 105
Beckenveneninsuffizienz 22
Beckenvenensyndrom, pelvines 22
Beinnerven, Anatomie 30–35
Beinvenensystem
- Anatomie 1–36
- Nomenklatur 3–5
- oberflächliches/tiefes 1–4
- Refluxquellen 22

Beinvenenthrombose, tiefe 58, 164
- nach Schaumsklerosierung 196, 199–200

Besenreiservarizen
- Schaumsklerosierung 173, 180–181, 196
- – Aethoxysklerol©-Konzentration 182
- – Schaumvolumina 183

Blow-out, Perforansveneninsuffizienz 21
Bogenvene, vordere/hintere 20
Boyd-Perforans 21

C

catheter directed foam sclerotherapy (CDS) 190–192
CEAP-Klassifikation 28–29
Celon-Methode s. RFITT© (radiofrequenzinduzierte Thermotherapie)
Certoparin (Mono-Embolex©) 162
ClariVein©-Katheterverödung/-Verfahren 38, 121–122, 216–217
- Aethoxysklerol© 123–125, 133–134
- – Maximaldosis, körpergewichtsadaptierte 125, 132
- – Menge, benötigte 131
- – Überdosierung 135
- Beistelltisch 60
- Durchführung 124–136
- Giacomini-Insuffizienz 134
- Kathetermarkierung 129, 133

ClariVein©-Katheterverödung/-Verfahren
- Problembehandlung 135–136
- Rotierende Spitze
- Seitenastvarikose, Sonderformen 134
- Stammvenenvarikose 132–134
- Ultraschallkontrolle 128
- Vena-saphena-magna-/-parva-Varikose 132–134

Cockett-Perforantes 21
Crosse/Crossenregion 6–11
- chirurgische Unterbindung 159
- inguinale 6–9
- Katheterspitze, duplexsonografisch nicht dargestellte 116–117
- popliteale 9–11
- Seitenastveneninsuffizienz 22
- Varianten, anatomische 8

C2-Varikose, Schaumsklerosierung 174, 185–190
Cyanoacrylatkleber s. VenaSeal©

D

Dabigatran (Pradaxa©) 162
Dalteparin (Fragmin© P Forte) 162
Dodd-Perforansvenen 21
Dodd-Perforansveneninsuffizienz
- Katheter, thermische 118
- Venefit© (VNUS)-Closure-Fast™ 82–85

DSS-Technik, Schaumsklerosierung 174–176
Duplexsonografie
- Abrechnung 67
- Angiodysplasien 26
- Blow-out 21
- endovenöse Therapie/Verfahren 43–45
- Katheterplatzierung, Kontrolle 51, 91, 109, 116, 132–134, 183
- Kontrolle, postoperative 163
- postthrombotisches Syndrom 26
- präsklerotische Diagnostik 182
- Qualitätsstandards 44–45, 58
- Saphenavene, Dopplung 12
- V. saphena magna 13, 43
- V. saphena parva, Mündungstypen 11
- Verschlusskontrolle 89–91, 96, 163, 166, 213

E

Easy-Foam©-Kit 174–175
Eingriffsraum (Raumklasse D9), Katheterverfahren, endovenöse 59
Ekchymosen 163
- postoperative 37, 40, 93, 163
ELVeS Radial™ 38
- einführen 51
endoluminale Verfahren
- Abrechnung 62–67
- Faszienloge, Bedeutung 2
Endovenöse hitzeinduzierte Thrombose (EHIT) 58, 164
Endovenöse Laserablation (EVLA) 93–105
- Ablationsenergie, Kalkulation 99
- Bare-Fiber-Systeme 93, 96, 99, 101
- Diodenlaser 93–94
- Durchführung 96–105
- Ekchymosen 93
- Laserleitung: anwendbare 101

- Lasersonde, Rückzugsgeschwindigkeit, gleichmäßige 102–103
- LEED (lineare endovenöse Energiedichte) 100
- Medizingeschichte 39
- Pilotlicht, sichtbares 98
- Problembehandlung 105
- Radial-Laserfasern 93–95, 99, 101
- Radial-2-Ring-Laserfasern 95, 97, 99, 101
- Radial-Slim-Laserfasern 96–97, 99, 101
- Schmerzen, postoperative 93
- Seitenastvarikose 103
- Seldinger-Technik 96
- Sonderformen 103–105
- Slim-Lasersonde 97
- V. saphena magna (VSM) 100, 103
- – Crossenrezidive 104–105
- V. saphena parva (VSP) 103

endovenöse Therapie/Verfahren
- Anästhesie 52–57
- Durchführung 42, 52
- Indikationen/Kontraindikationen 41
- Obliteration, dauerhafte 40
- Patientenaufklärung 42–43
- Protokolle 207
- Seldinger-Technik 45–52
- Therapieziele 40
- Ultraschalldiagnostik 43–45
- Vor- und Nachteile 39–40

Engegefühl in der Brust nach Schaumsklerosierung 201
Enoxaparin (Clexane©) 162
Epinephrin, Long-QT-Syndrom 56
EVLA s. Endovenöse Laserablation
Extensio cranialis venae saphenae parvae 5, 10, 15

F

Faktor-Xa-Inhibitor, oraler 162
Faszienloge, Bedeutung für die endoluminale Therapie 2
Fondaparinux (Arixtra©) 162
Foramen ovale, offenes, Schaumsklerosierung, Kontraindikation 196, 198

G

Gastrocnemiusvenen 3
- Mündung 10

geschlängelte Venen 22, 40, 77
- Katheter, vorschieben, Schwierigkeiten 41, 116, 135, 181
- Schaumsklerosierung 81, 134, 181
- Steam Vein Sclerosis 110–111
- Ultraschalldiagnose 43

Gewebsnekrosen nach Schaumsklerosierung 201
Giacomini-Vene 15
Giacomini-Veneninsuffizienz
- ClariVein©-Verfahren 134
- Venefit© (VNUS)-Closure-Fast™ 81

Gullmo-Perforans 21

H

Hach-Klassifikation, Saphaveneninsuffizienz 15–17
Hach-Perforans 21
Hämatome 163

Hautnekrosen
- Injektion, intraarterielle, fehlerhafte 184–185
- Schaumsklerosierung 193, 201
- Steam Vein Sclerosis (SVS) 111, 166
- Venenverweilkatheter, paravenöse liegende 114

Hautverbrennungen 166
Heißdampfverfahren s. Steam Vein Sclerosis (SVS)
Husten, trockener nach Schaumsklerosierung 201
Hygienerichtlinien, Katheterverfahren, endovenöse 58–61
Hyperpigmentierungen
- Katheterverfahren, endovenöse 163–164
- Schaumsklerosierung 199–200

I

Injektion, intraarterielle, Gefahr 185

K

Katheterverfahren, endovenöse 37–170
- s.a. nicht-thermische bzw. thermische Katheterverfahren, endovenöse
- Abrechnung 62–67
- Anästhesie 52–57
- Anschlussbehandlung 157–159
- Antikoagulation 160–162
- Beinvenenthrombose, tiefe 164
- Durchführung 52
- Einziehen der Vene 167
- Ekchymosen 163
- Hämatome 163
- Hautverbrennungen 166
- Hygienerichtlinien 58–61
- Hyperpigmentierungen 163–164
- Komplikationen 163–169
- Kompressionstherapie 159–160
- Kosten 61–67
- Kostenerstattung 62–64
- Miniphlebektomie (Exhairese) 157–158
- Nachblutungen 164
- nicht-thermische 121–156
- phlebitische Beschwerden 166
- postoperative Kontrollen 163
- Qualitätsmanagement 57–58
- Schmerztherapie 166
- Seldinger-Technik 45–52
- Sklerosierungstherapie 157
- Stichinzision mit Thrombusexpression 167–168
- thermische 96–120
- Thromboseprophylaxe, postoperative 160–162
- Ultraschalldiagnostik 43–45
- VTE-Risiko 160–161
- Wundinfektion 164

Klippel-Trénaunay-Syndrom 26–27
- Schaumsklerosierung 181

Kniekehlenperforans 10
Kompressionstherapie 159–160
- postsklerotherapeutische, Schaumsklerosierung 195–196

Kosten, Katheterverfahren, endovenöse 61–67

L

Laser (1470/1550 nm) 210–211
Laserablation, endovenöse s. endovenöse Laserablation (EVLA)

Laserverfahren 70
Long-QT-Syndrom, Epinephrin 56
Lungenembolie nach Schaumsklerosierung 201

M

Marginalvenen, laterale/mediale 1
May-Perforans 21
mechano-chemische Ablation (MOCA™) 122–136
- Mikrotraumata 123
- Polidocanol 123
- Vasospasmen 122–123

Migräne
- ophthalmoplegische 199

Miniphlebektomie (Exhairese) 157–158
MOCA™ s. mechano-chemische Ablation
Monfreux-Technik, Schaumsklerosierung 173, 176

N

Nadroparin (Fraxiparin©) 162
Nd:YAG-Laser, Seitenastvarikose 65
Nervenläsionen nach Schaumsklerosierung 199
Nervus
- fibularis communis, profundus bzw. superficialis 33–34
- gluteus superior 34
- ischiadicus 34
- saphenus 30–31
- suralis 32–34
- tibialis 32, 34

nicht-thermische Katheterverfahren, endovenöse 121–156
- s.a. Katheterverfahren, endovenöse
- Vor- und Nachteile 121

O

OP-Raum, ambulanter 59

P

Parkes-Weber-Syndrom 26
PASTE (post ablation superficial thrombus extension) 164–166
Patientenaufklärung 42–43
pelvines Stauungssyndrom 22
Perforansvenen 1, 20–21
- Blow-out 21
- endovenöse Verfahren 41
- Schaumsklerosierung
- – Aethoxysklerol©-Konzentration 182
- – Schaumvolumina 183, 198
- Steam Vein Sclerosis (SVS) 111
- VenaSeal©-Closure-System 154
- Venefit© (VNUS)-Closure-Fast™ 82–84, 86

Perigenitalvarikose, Schaumsklerosierung 181
periulzeröse Varikose, Schaumsklerosierung 180
Phlebitis 58, 166
- Schaumsklerosierung 196, 199–200
- Thromboseprophylaxe, postoperative 161

post ablation superficial thrombus extension (PASTE) 164–166
postthrombotisches Syndrom (PTS) 20, 25
- Diagnose 26

Q
Qualitätsmanagement 57–58

R
Radiofrequenzablation, endovenöse 71–92
Radiowellenverfahren 70
Refluxquellen, Beinvenen 22
retikuläre Varikose
- Schaumsklerosierung 180
- – Aethoxysklerol©-Konzentration 182
- – Schaumvolumina 183, 198

REVAT (recurrent varices after treatment) 23
- Schaumsklerosierung 180

Reviparin (Clivarin©) 162
Rezidivvarikose 23–25
- endovenöse Verfahren 41
- Schaumsklerosierung 180
- – Aethoxysklerol©-Konzentration 182
- – Schaumvolumina 182, 198
- VenaSeal©-Closure-System 154

RFITT© (radiofrequenzinduzierte Thermotherapie; Celon-Methode) 38, 86–92, 212–213
- Dosisfindung 90
- Durchführung 87–92
- Generator 87–88
- Heizvorgang, frühzeitig beendeter 92
- Katheter einführen 51
- Problembehandlung 92
- Seitenastvarikose 92
- V. saphena magna (VSM) 90–92
- V. saphena parva (VSP) 92

Rivaroxaban (Xarelto©) 162

S
Saphenaauge 11
Saphenavenen 11–17
- Verlauf, doppelter 24

Saphenaveneninsuffizienz, Hach-Klassifikation 15–17
saphenofemorale Junktion 4, 6–8, 19, 149, 191, 214
- Insuffizienz 9, 22
- Refluxquellen 22

saphenopopliteale Junktion 5, 22–23, 149, 214, 218
Schaumsklerosierung 46, 48, 136, 171–183, 185–204
- Aethoxysklerol©-Konzentration 182, 198
- Beinhochlagerung 188–189
- DSS-Technik 174–176
- Duplexsonografie 182, 184
- Durchführung 183–194
- Fehlpunktionen 183
- Indikationen 180–182
- Injektion, schmerzlose 193
- Injektionsschema 186
- kathetergestützte 190–192
- Kompressionstherapie, postsklerotherapeutische 195–196
- Kontraindikationen 196–201
- Medizingeschichte 171–172
- Monfreux-Technik 173
- Nachsklerosierungen 190
- Schaum, steifer 181
- Schaumvolumina 183, 198
- Schaumzerfall 177
- Seitenastvarikose 185–190, 192–194
- Sicherheitserhöhung nach der Verödung 194–195

- Sklerosierungsschaum, Inaktivierung 172
- Stammvarikose 185–192
- Tessari-Technik 174, 176
- Vasospasmus 173, 188
- Vena-saphena-magna-/-parva-Varikose 185–190
- Venendirektpunktion unter Ultraschallkontrolle 187
- venöse Malformationen 181–183, 194
- Wirkungen, unerwünschte 196–201

Sehstörungen, Schaumsklerosierung, Kontraindikation 196, 200

Seitenastvarikose 17–20
- ClariVein©-Verfahren 134
- Endovenöse Laserablation (EVLA) 103
- endovenöse Verfahren 41
- RFITT© 92
- Schaumsklerosierung 180, 185, 187–190
  - - Aethoxysklerol©-Konzentration 182
  - - Kathetergestützte 190–192
  - - Schaumvolumina 183
- Sklerosierungstherapie 157
- Steam Vein Sclerosis (SVS) 110, 112–114
- VenaSeal©-Closure-System 154
- Venefit© (VNUS)-Closure-Fast™ 78–79

Seldinger-Technik 45–52
- Endovenöse Laserablation (EVLA) 96
- Probleme 52

- RFITT© (radiofrequenzinduzierte Thermotherapie) 87
- Schaumsklerosierung, Kathetergestützte 190
- VenaSeal© 145
- Venefit© (VNUS)-Closure-Fast™ 73

Sherman-Perforans 21

Sklerosierungsschaum 173–180
- bubble clearance/lifetime 179
- CO_2-O_2-Schäume 179–180
- feinblasiger/viskösér 173, 176
- großblasiger/inhomogener 173
- Herstellung, Gase, physiologische 178–180
- Inaktivierung 172
- Polidocanol 176–177
- Proteinbindung 172
- Qualität 177
- Spritzen, silikonarme/-freie 177
- Umfüllung in Spritzen 178
- Volumina 183

Soleusvenen 3

Stammvenenvarikose
- ClariVein©-Verfahren 132–134
- Cyanacrylatkleber VenaSeal© 150–153
- endovenöse Verfahren 41
- inkomplette 16, 21
- Laser EVLA 103
- Katheter, thermische 118
- RFITT© 90–92

Stammvenenvarikose
- Schaumsklerosierung 180, 185–191
  - - Kathetergestützte 190–192
  - Steam Vein Sclerosis (SVS) 109–110

Stammvenenvarikose
- V. saphena parva (VSP) 15
- VenaSeal©-Closure-System 136, 150–153
- Venefit© (VNUS)-Closure-Fast™ 76–77

Stauungssyndrom, pelvines 22
Steam Vein Sclerosis (SVS) 38, 70, 106–115, 214–215
- Durchführung 108–115
- Heizvorgang, frühzeitig abgebrochener 114
- Perforansveneninsuffizienz 111
- Problembehandlung 113
- Seitenastvarikose, geschlängelte 110
- Stammvarikose 109–110
- SVS-Handstück 111–112
- SVS-Katheter 107–108
- Tumeszenzlokalanästhesie 111, 113
- Vena-saphena-magna-/-parva-Varikose 109–110
- Venenverweilkanülen 111–112
- Verschlussrate 106, 108

Stripping-Operation 168
SVS s. Steam Vein Sclerosis

T

Teleangiektasien, Schaumsklerosierung 181, 200
Tessari-Technik, Schaumsklerosierung 174, 176
thermische Katheterverfahren, endovenöse 69–120
- s.a. Katheterverfahren, endovenöse
- Behandlungsempfehlungen 116–118
- Katheterspitze, duplexsonografisch in der Crosse nicht dargestellte 116–117
- Langzeitergebnisse 118
- Probleme beim Vorschieben 116
- Stammvarikose 118
- Vena-saphena-magna-Varikose 117
- Vena-saphena-parva-Varikose 119
- zweite Punktion, erforderliche 117

Thrombin-Inhibitor, oraler 162
Thromboembolie, Schaumsklerosierung 197
Thrombophilie
- Schaumsklerosierung 198
- Thromboseprophylaxe, postoperative 161

Thromboseprophylaxe, postoperative 160–162
- Aspirin (ASS) 162
- Medikmente 162

Thrombusextension, postablative, oberflächliche 164–166
Tinzaparin (Innohep©) 162
Tumeszenzlokalanästhesie (TLA) 30, 52–57
- Anästhesielösung, kalte, Applikation 55
- Lösung, verwendete 55

U

Ulcus cruris 21, 40
Ultraschalldiagnostik, endovenöse Therapie/Verfahren 43–45

V

Valva/Valvula
- preterminalis (PTV) 4–6, 8
- – Insuffizienz 9
- suprasaphenica (SSV) 6
- terminalis (TV) 4–6, 8
- – Insuffizienz 9

Varizenbehandlung, Abgrenzungen 24–27

Varizenruptur, Schaumsklerosierung 180

Varizen(spontan)blutung, Schaumsklerosierung 180

Vena(-ae)
- femoropoplitea 15
- – Ultraschalldiagnostik 43
- marginalis fibularis 15
- marginalis lateralis, persistierende 27
- poplitea 3, 10, 15
- – Mündungstypen 10–11
- pudena externa 4
- – Verlaufsvariante im Crossenbereich 7
- pudenda externa profunda, Mündungsbereich in der Crosse 7
- saphena accessoria anterior (VSAA) 5, 9, 14, 18–19
- – Ultraschalldiagnostik 43
- – Behandlung mit endovenösem Katheter am Beispiel des Venefit-Katheters 78
- saphena accessoria posterior (VSAP) 5, 18–19
- – Ultraschalldiagnostik 43
- – Behandlung mit endovenösem Katheter am Beispiel des Venefit-Katheters 78
- saphena accessoria superficialis (VSAS) 5
- – Ultraschalldiagnostik 43
- saphena magna (VSM) 1, 4, 9, 12–13, 39
- – ClariVein©-Verfahren 132–134
- – Crossenrezidive, Endovenöse Laserablation (EVLA) 104–105
- – Endovenöse Laserablation (EVLA) 100, 103
- – Faszienkompartiment 14
- – N.-saphenus-Schädigung 31
- – RFITT© 90
- – Schaumsklerosierung 180, 185–190
- – – Aethoxysklerol©-Konzentration 182
- – – Schaumvolumina 183
- – Seitenastvarizen 12–14
- – Steam Vein Sclerosis (SVS) 109–110
- – Teilstreckeninsuffizienz 180
- – Topografie 19
- – VenaSeal©-Closure-System 150
- – Venefit© (VNUS)-Closure-FastTM 76–77
- saphena parva (VSP) 1, 5, 10–11, 15
- – ClariVein©-Verfahren 132–134
- – Endovenöse Laserablation (EVLA) 103
- – Faszienkompartiment 15
- – Insuffizienz 16
- – Katheter, thermische 119

Vena(-ae)
- saphena parva (VSP)
- - N.-fibularis-communis-Schädigung 33
- - N.-suralis-Schädigung 32–33
- - N.-tibialis-Schädigung 32
- - RFITT© 92
- - Schaumsklerosierung 180, 185–190
- - - Aethoxysklerol©-Konzentration 182
- - - Schaumvolumina 183
- - Seitenastvarizen 12–14
- - Stammvarikose 17
- - Steam Vein Sclerosis (SVS) 109–110
- - Teilstreckeninsuffizienz 180
- - VenaSeal©-Closure-System 152–153
- - Venefit© (VNUS)-Closure-Fast™ 77, 151–152, 155

VenaSeal© 136–155, 218–219
VenaSeal©-Closure-System 121, 154
- Beistelltisch 60
- Durchführung 141–154
- Klebekatheter 147–149
- N-Butyl-Cyanoacrylat 138
- Perforansveneninsuffizienz 154
- Problembehandlung 154–155
- Rezidivvarikosen 136–155
- Seitenastvarikose 154
- Stammvenenvarikose 136
- Trendelenburg-Lage 147
- Vena-saphena-accessoria-anterior-Varikose 155
- Vena-saphena-magna-Varikose 150–152
- Vena-saphena-parva-Varikose 152–153
- Venenkompression, intraoperative, per Hand 76
- Verschlussrate 137

VenaSeal©-Cyanoacrylat-Gewebekleber (Vbond™-System) 38, 137–138, 218–219
- Polymerisation 138–140
- Viskosität 139

VenaSeal©-Katheter 141
- Luftkanäle 142–143

VenaSeal©-Kit 154
Venefit©-Katheter 74–75, 79–80
- Fixierung 84
- Heizvorgang, Beendigung, frühzeitige 85–86

Venefit©-Perforanskatheter 85
Venefit© (VNUS)-Closure-Fast™ 38, 71–86, 208–209
- Dodd-Perforansveneninsuffizienz 82–85
- Durchführung 72–85
- Giacomini-Insuffizienz 81
- Heizvorgang 74–75
- - Beendigung, frühzeitige 85–86
- Perforansveneninsuffizienz 82–85
- Problembehandlung 84–85
- Seitenastvarikose 78–79
- Seldinger-Technik 73
- Temperatur-Plateau-Phasen, gleichbleibende 71
- Tumeszenzlösung, Infiltration 73
- V. saphena accessoria anterior (VSAA) 79

- V. saphena accessoria posterior (VSAP) 78
- V. saphena magna (VSM) 76–77
- V. saphena parva (VSP) 77
- Venenkompression, intraoperative per Hand 73
- Verödungsschaum, Injektion 80–81
- Verschlussraten 72

Venenkompression, intraoperative, per Hand
- VenaSeal©-Verfahren 76
- Venefit© (VNUS)-Closure-Fast™ 73–74, 76

Venenverweilkanüle, intravasale Lage 48, 51

venöse Malformationen
- Schaumsklerosierung 194
  - – Aethoxysklerol©-Konzentration 182
  - – Schaumvolumina 183

venöse Thromboembolie (VTE) 160–161
- Thromboseprophylaxe, postoperative 161

VNUS-Closure-Plus™-System/-Verfahren 37, 39, 69–70

Vulvavarikose, Schaumsklerosierung 181

W
Widmer-Klassifikation 28

Z
zentralnervöse Störungen, passagere, Schaumsklerosierung 196

Phlebologie bei Schattauer

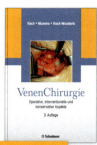

3. AUFLAGE

3., überarb. Aufl. 2013.
462 Seiten, 471 Abb.,
59 Tab., geb.
€ 149,99 (D) / € 154,20 (A)
ISBN 978-3-7945-2842-4

Wolfgang Hach, Achim Mumme,
Viola Hach-Wunderle (Hrsg.)

VenenChirurgie

Operative, interventionelle und
konservative Aspekte

- **Differenziert:** Bildgebende Diagnostik der Sonographie und Phlebographie
- **Prägnant:** Mit eindrucksvollem Bildmaterial
- **Neu:** Interventionelle Verfahren, aktuelle endovaskuläre Venenchirurgie, MRT-Diagnostik, neue Antikoagulanzien

Wolfgang Hach vermittelt in diesem Werk seinen außerordentlichen Erfahrungsschatz. Mit Achim Mumme und Viola Hach-Wunderle konnten zwei renommierte Experten als Mit-Herausgeber gewonnen werden. Ein erweitertes Autorenteam präsentiert interventionelle und konservative Aspekte im Spektrum der phlebologischen Behandlungsoptionen.

Die „VenenChirurgie" – ein unverzichtbarer Begleiter für Chirurgen, aber auch für Dermatologen, Angiologen und Phlebologen in Klinik und Praxis.

Irrtum und Preisänderungen vorbehalten

Schattauer www.schattauer.de

Phlebologie bei Schattauer

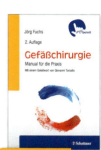

2. AUFLAGE

Reihe griffbereit
Geleitwort von Giovanni Torsello

2., überarb. Aufl. 2015.
252 Seiten, 70 Abb., 10 Tab., kart.
€ 39,99 (D) / € 41,20 (A)
ISBN 978-3-7945-3084-7

Jörg Fuchs
Gefäßchirurgie
Manual für die Praxis

- **Auf einen Blick:** Wesentliche Informationen zum schnellen Nachschlagen – klar gegliedert und leitlinienorientiert
- **Step by step:** Schritt-für-Schritt-Beschreibung der verschiedenen Therapieoptionen und der Nachbehandlung
- **Praktisch:** Kompaktes Format für die Kitteltasche

Dieses Manual liefert alle notwendigen Anweisungen für die gefäßchirurgische Arbeit im OP und auf der Station – praxisorientiert, übersichtlich und präzise. Der Schwerpunkt liegt auf Symptomatik, Diagnostik, Therapie und Nachbehandlung der gängigen gefäßchirurgischen Erkrankungen; unter Berücksichtigung der Leitlinien der Deutschen Gesellschaft für Gefäßchirurgie.

Die 2. Auflage wurde komplett überarbeitet, aktualisiert und mit praktischen Algorithmen und Scores ergänzt. Als weiteres Kapitel sind die „neuen" direkten oralen Antikoagulantien (DOAK) hinzugekommen.

Ein wertvoller Begleiter für die tägliche Arbeit im OP und auf der Station!

Schattauer   www.schattauer.de

Phlebologie bei Schattauer

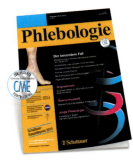

Phlebologie

- Organ der **Deutschen Gesellschaft für Phlebologie**
- Organ der **Schweizerischen Gesellschaft für Phlebologie**, Bulletin de la Société Suisse de Phlébologie
- Organ der **Arbeitsgemeinschaft Dermatologische Angiologie** der Deutschen Dermatologischen Gesellschaft
- Organ des **Berufsverbandes der Phlebologen e.V.**

Als Forum für die europäische phlebologische Wissenschaft widmet sich die CME-zertifizierte Zeitschrift allen relevanten phlebologischen Themen in Forschung und Praxis: Neue diagnostische Verfahren, präventivmedizinische Fragen sowie therapeutische Maßnahmen werden in Original- und Übersichtsarbeiten diskutiert.

Die offiziellen Mitteilungen und Leitlinien der Deutschen Gesellschaft für Phlebologie werden regelmäßig publiziert, verschiedene Foren bieten Gelegenheit zum Erfahrungsaustausch zwischen Klinik und Praxis.

Phlebologie
2016. 45. Jahrgang | 6 Ausgaben jährich | ISSN 0939-978X

info@schattauer.de
www.phlebologieonline.de

Schattauer   www.schattauer.de